Nouvelle Collection scientifique

Directeur : *Émile Borel.*

JEAN FIOLLE

Professeur à l'École de Médecine de Marseille,
Chirurgien des hôpitaux.

Essais

sur la

Chirurgie moderne

LIBRAIRIE FÉLIX ALCAN

ESSAIS

SUR

LA CHIRURGIE MODERNE

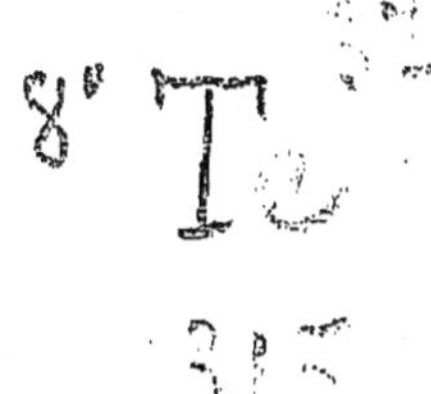

JEAN FIOLLE

PROFESSEUR A L'ÉCOLE DE MÉDECINE DE MARSEILLE
CHIRURGIEN DES HÔPITAUX

ESSAIS
SUR LA
CHIRURGIE MODERNE

PARIS
LIBRAIRIE FÉLIX ALCAN
108, BOULEVARD SAINT-GERMAIN, 108

1919

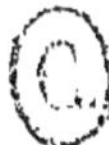

A LA MÉMOIRE DE MON FRÈRE

Le Docteur PAUL FIOLLE
CHIRURGIEN

Tué à l'ennemi, le 2 juillet 1916.

AVERTISSEMENT

La plupart des études réunies dans ce volume ont été écrites pendant la guerre, au cours des années 1917 et 1918. Il ne me paraît pas utile, malgré les événements survenus depuis, d'en modifier le texte ; j'indique seulement la date de leur rédaction.

18 avril 1919

J.-F.

PREMIÈRE PARTIE

ESSAIS SUR LA CHIRURGIE EN GÉNÉRAL

CHAPITRE PREMIER

CHIRURGIE ET CULTURE GÉNÉRALE (1)

(Le sens critique en chirurgie.)

I

Les causes générales d'erreur.

Une illusion, à laquelle n'échappent point quelques esprits excellents de notre époque, a de tout temps fait envisager les doctrines scientifiques récentes comme plus matériellement fondées, plus étayées par les faits — et par conséquent plus stables — que les doctrines du passé.

Il y a là, certes, une part de vérité, mais bien réduite : le travail immense de chaque siècle aboutit à un petit nombre d'acquisitions solides qui s'ajoutent à celles des siècles révolus, et l'héritage des savants s'accroît lentement à mesure que se succèdent les générations. Il paraît difficile de contester ces progrès

(1) Article publié par la *Revue de Paris*, 15 janvier 1919.

☙ 3 ❧

dans l'ordre matériel. Mais ce sont des progrès de détail, des progrès relatifs, et qui, considérés comme tels, ne suffiraient point à expliquer le dédain des nouveau-venus pour leurs prédécesseurs. Car ils montrent bien, précisément, notre dépendance vis-à-vis du passé, et que de longs efforts et de grands enthousiasmes, pareils aux nôtres, n'ont abouti qu'à d'insensibles modifications de l'œuvre commune. Ces progrès-là devraient plutôt, semble-t-il, pousser à l'humilité.

Aussi bien, ceux qui croient que la vraie science a attendu, pour naître, leur venue sur la terre, sont de bonne foi, et ne pensent pas avoir hérité de leurs ancêtres un patrimoine véritable, transmis et augmenté d'âge en âge. Leur certitude, c'est que les hommes d'autrefois ont erré dans les ténèbres, et que la lumière a jailli, hier, brusquement, pour la grande gloire de leur époque.

C'est pourquoi nous entendons si souvent parler de « science moderne », de « siècle de la science », et de « systèmes périmès ». Et nulle part cette croyance n'est plus répandue que parmi les chirurgiens. Nous avons tendance à imaginer que nos prédécesseurs, inspirés presque exclusivement par des idées métaphysiques ou des fantaisies abstraites, ont méconnu les enseignements de l'observation, tandis que nous-mêmes repoussons toutes les suggestions *a priori* et nous en tenons strictement aux faits constatés. Il y a là une double erreur.

Que les chercheurs du XVIe siècle, par exemple, aient subi dans une large mesure l'influence des idées générales de leur temps, ce n'est guère douteux ; une partie positive de leur œuvre n'en a pas moins subsisté.

Il suffit de citer l'exemple d'Ambroise Paré, qui, pour l'avoir observée, connnaissait la gangrène gazeuse au moins autant que nous connaissions au début de la guerre, et dans le livre de qui nous trouverions encore de bien inattendues et profitables leçons.

Au fait, on se demande pourquoi les savants contemporains de François Ier ou de Louis XIV feraient uniformément figure de mystiques et d'ergoteurs ; ce que nous savons de quelques-uns d'entre eux nous les montre comme des hommes de clair bon sens, et souvent comme des hommes d'un grand esprit. Il est vrai que la corporation avait des ridicules, et Molière les a raillés. Mais pensons-nous qu'il nous eut épargnés nous-mêmes ? En d'autre termes, croyons-nous que nos conceptions soient si différentes des conceptions de Gui Patin, si dégagées de l'arbitraire, si parfaitement conformes à l'esprit scientifique véritable, que nous soyons enfin à l'abri de la férule ?

Aujourd'hui, comme autrefois, comme toujours, les doctrines en général, et les doctrines chirurgicales aussi bien que les autres, naissent de forces subconscientes et imaginatives, beaucoup plus que de l'observation des faits. En dépit de tous les chiffres accumulés et de toutes les statistiques, les raisons présentées en faveur de telle idée, ou invoquées contre elle, ne sont presque jamais d'ordre rigoureusement scientifique, mais plutôt, si l'on peut dire, sentimental.

Il est malaisé de se débarrasser des influences exercées par l'imagination. De deux chirurgiens, l'un voit véritablement, matériellement, la maladie sous la forme d'une lutte, et donne à sa vision une forme concrète et presque palpable : le seul mot de phlegmon évoque à ses yeux l'aspect d'un assaut, et pour lui le caucer n'est pas un amas de cellules dégénérées, mais bien réellement le crabe étymologique, fouillant de la longueur de ses pattes la proie sur laquelle il s'est abattu.

Pour l'autre, au contraire, la maladie n'est plus une lutte, un choc de forces ; c'est l'écroulement d'une chose délabrée, c'est l'image d'un vieil édifice mal soutenu qui vacille.

Il y a des chances pour que ces deux hommes, mis en présence d'un même fait, pensent et agissent de façons différentes ; et leurs opinions divergentes seront inspirées surtout par les divergences de leurs imaginations.

Ne nous en plaignons pas, car c'est là l'essentielle condition de tout progrès. En chirurgie comme en philosophie, comme en matière religieuse, la création est fille de l'indépendance ; il a fallu que Paré, Lister, Péan, subissent de vives impulsions anarchiques pour que leurs esprits, malgré toutes les imprégnations et tous les enseignements, se révoltassent contre les forces, à certains égards utiles et même indispensables, de la tradition inscrite dans les livres.

Nos livres, c'est le trésor accumulé par le travail des âges, c'est le musée où sont rassemblées les plus belles œuvres de toutes les écoles ; mais si un large souffle nouveau ne passait quelquefois à travers, ce musée exhalerait des odeurs de cimetière. L'esprit conservateur assure la durée et l'organisation solide des découvertes, mais ces découvertes elles-mêmes ne sont primitivement possibles que par l'action d'un robuste esprit individualiste.

Il n'est pas vrai que la chirurgie, ensemble de connaissances très positives et très matérielles, échappe à cette règle. On entend parfois déclarer que toutes les théories, toute la « métaphysique » qui enflent à l'excès les livres des pathologie, sont bonnes pour la médecine, mais n'ont rien à voir avec l'art chirurgical. C'est se payer de mots. Les faits les plus concrets, pas plus que les idées abstraites, ne sont à la portée du premier venu : il y a longtemps que le chapitre des symptômes morbides serait clos s'il n'y avait, pour voir, qu'à ouvrir les yeux ; il faut quelque chose de plus pour identifier la tuberculose osseuse comme Lannelongue, dépister un signe d'appendicite comme Mac Burney, découvrir comme Gensoul l'angine dite de Ludwig, ou décrire les signes de la maladie qui porte le nom du génial Percival Pott. Les prédécesseurs et les contemporains de ces chirurgiens avaient sans doute rencontré des centaines et des milliers de caries osseuses, d'appendicites, de phlegmons, de lésions vertébrales : ils n'avaient pas su les voir. La plupart des individus, devant les faits, sont à la lettre des aveugles, même lorsque ces faits sont de ceux que nul ne pourra plus nier dès qu'un homme spécialement doué les aura mis en lumière.

Mais ces faits eux-mêmes sont exceptionnels, qui tranchent sur le fond vague des tableaux pathologiques avec une netteté défiant toute contestation. Presque tous les phénomènes observés présentent une physionomie obscure et, incapables d'imposer par eux-mêmes leur signification, ont besoin d'être interprétés : ce n'est pas une petite affaire. Il y a peu de gens qui sachent voir, chose trop simple, mais chacun interprète, chacun traduit, chacun épilogue, et nous voilà dans la tour de Babel. La merveille, c'est que toutes les discussions — qui n'auraient aucune raison d'être si la chirurgie était une science aussi strictement positive qu'on le croit généralement — se poursuivent à grand renfort d'arguments très positifs, alimentées de statistiques, nourries d'observations, hérissées de chiffres. Une grande quantité de faits apporte avec elle non pas la certitude de la vérité, mais seulement la certitude que la dispute ira son train et ne s'éteindra pas de sitôt, comme ne s'éteint pas une lampe où il y a beaucoup d'huile. Qui croit donner le coup de grâce à un contradicteur en lui assénant une dernière preuve, ne fait souvent que lui rendre quelque force.

Dans des contestations qui ne peuvent être tranchées de façon absolue par des démonstrations mathématiques, le sentiment a beau jeu. Chacun apporte dans l'examen des faits et dans l'application des doctrines ses idées générales, ses impressions, ses préférences secrètes, toutes choses qui n'ont rien à voir avec le rigorisme scientifique tel qu'on l'imagine. Le jour où un savant, émettant une opinion, en prouverait rigoureusement le bien-fondé, il n'y aurait qu'à le remercier et à clore pour toujours la discussion. Nous n'en sommes point là ; et un débat chirurgical est moins la confrontation d'arguments précis que l'opposition de tempéraments dissemblables. On ne voit guère le moyen de mettre péremptoirement d'accord ceux qui oppèrent à froid l'appendicite et ceux qui l'opèrent à chaud, ceux qui résèquent et ceux qui conservent, les hardis et les timorés, les maladroits et les habiles, les sceptiques et les naïfs...

Sans doute, une opinion arrive-t-elle à dominer ; mais ceux qui l'adoptent se décident eux aussi pour des motifs très étrangers à la science pure, et là comme partout ailleurs l'avenir montre que l'avis des majorités n'est pas un critérium.

= 8 =

**

Tout cela ne serait qu'un mal relatif s'il n'existait, parmi les chirurgiens, quelques esprits dogmatiques et libérés, semble-t-il, des incommodités du doute. Ils possèdent la foi, une foi qui n'admet ni restrictions ni opportunisme : et la science, qu'ils croient nouvelle, trouve en eux des adeptes animés de toutes les ardeurs, de toutes les intransigeances du « néophytisme ».

On imagine quels dangers peuvent faire courir à la société ces hiérophantes, officiant dans les salles d'opérations chirurgicales. Un certain nombre de formules, sacrées et immuables comme des commandements de Dieu, déterminent et limitent leurs gestes ; les phénomènes vitaux, les symptômes, sont pour eux les premiers termes d'une équation dont la solution est inscrite en toutes lettres dans les livres ; il n'y a plus à réfléchir, il suffit de constater, et d'appliquer la solution correspondante, comme un juge applique le « tarif » pour un délit de chasse.

Je connais de par le monde deux de ces illuminés, tous deux d'une inattaquable bonne foi, et d'une conscience confinant à la manie du scrupule : je puis dire que de telles gens sont fort redoutables. Les choses étrangères à l'art chirurgical leur inspirent un mépris tranquille et sans malveillance, et ils professent que la surface du globe a été bouleversée, il y a quelque quarante ans, par l'apparition des techniques opératoires nouvelles. Ils ne peuvent, bien entendu, avoir d'idées à eux, mais ils ont adopté celles de quelques maîtres, et les appliquent avec une rigueur implacable, tranchant de la parole, du geste et du bistouri, fascinés par la règle, aveuglés comme des taureaux qui foncent sur une muleta déployée. De pareils énergumènes suffisent à rendre suspecte la méthode, parfois excellente, dont ils sont les zélateurs.

L'un de ces deux chirurgiens pousse à un incroyable degré la force d'abstraction ; aucun démenti infligé par les événements n'entame sa conviction, aucune catastrophe n'altère sa sérénité. Il va, tranquille, insoucieux des désastres. Quelques spectateurs, ignorants de sa nature morale qui est droite avec même quelque rigidité, l'accusent à tort d'imposture ; j'affirme son parfait désintéressement, et qu'il est en toutes circonstances aussi pur d'intentions qu'un inquisiteur envoyant au bûcher son petit lot d'hérétiques.

Il y a quelques années fut en vogue une opération que je ne puis clairement désigner, et qui nécessitait l'ouverture du ventre. Notre homme, comme de juste, était fort excité, et brandissait son scalpel en criant qu'il n'y avait plus de limite désormais à l'action bienfaisante de la chirurgie, que l'ouverture d'un ventre était un plaisir pour l'opérateur et l'opéré, et que l'humanité allait voir de beaux jours. Les laparotomies, décidées pour un oui ou un non, se succédèrent, et quoique l'apôtre fût assez habile homme, quelques patients, en dépit des règles infaillibles, vinrent à mourir. Or l'apôtre, au milieu de la consternation générale, demeurait souriant et continuait à couper, par cette raison très simple qu'il ne voyait littéralement pas les insuccès : au point qu'au lendemain même d'une mort il affirmait n'avoir jamais eu déplorer un décès opératoire.

On croira peut-être que sa bonne foi n'était pas autant que je le dis à l'abri de la critique, ou que j'avais affaire à un fou. Je puis assurer qu'il n'impressionnait guère que par la rigueur de sa logique et de ses déductions, et qu'il était, au sens moderne, parfait honnête homme. Mais je ferai observer que son cas n'est point aussi rare qu'on l'imagine peut-être. C'est Lucas Championnière, si je ne me trompe, qui a rapporté un fait analogue et plus significatif encore : ce chirurgien raconte qu'au temps de sa jeunesse il lui arriva, un jour où il était entré dans une salle de l'Académie de Médecine, d'entendre la conversation de trois maîtres éminents et justement vénérés. Ces messieurs parlaient de l'éther et du chloroforme, et tous trois en proclamaient l'innocuité.

— Je n'ai, pour ma part, jamais perdu un opéré du fait de l'anesthésie, déclara le premier.

— Pas plus que moi, opina le second.

— Je puis, bien entendu, en dire autant, conclut le troisième.

Or, le jeune interne connaissait au moins un accident mortel de chloroformisation à l'actif de chacun des interlocuteurs. Mentaient-ils ? Non, mille fois non. Ils ne se rappelaient pas. Car nous possédons d'inappréciables facultés d'oubli pour toutes les choses que nous voudrions n'avoir pas constatées.

Le désir, peut-être plus encore que l'imagination, déforme et idéalise les faits. Quel homme, celui qui, ayant découvert un signe pathologique nouveau, sait en reconnaître la faillibilité ou l'inconstance ! Et quel héros, l'inventeur d'une opération chirurgicale qui, le premier, au milieu de l'engouement général, proclamerait l'erreur dangereuse de sa conception !

La droiture et les scrupules n'y suffisent point ; tous ceux qui ont créé, ne fût-ce qu'une parcelle infime, ont pour elle des tendresses de cœur, en regard de quoi comptent bien peu les sévères raisons de l'esprit.

.
. .

Mais les causes personnelles d'erreur ne sont pas les seules, et tout aussi agissantes sont les influences exercées par les idées générales, les systèmes philosophiques ou religieux et les mouvements littéraires d'une époque.

Sans aller rechercher dans l'histoire des temps reculés comment l'esprit métaphysique s'alliait nécessairement autrefois à l'esprit clinique, il serait facile de multiplier les exemples récents : rappelons-nous les tempêtes que soulevèrent les discussions sur la génération spontanée, ou bien encore les conflits provoqués par la question des localisations cérébrales...

C'est qu'en effet, la chirurgie et la médecine, incapables de subsister dans les bas-fonds empiriques, se sont de tout temps efforcées de s'élever au-dessus des faits contingents et bruts, et la comparaison de ces faits entre eux, les déductions et les rapprochements qu'ils ont permis d'établir, les idées de synthèse qu'ils ont suscitées, ont entraîné la biologie, la pathologie, et par suite la clinique elle-même dans une voie philosophique. Les multiples et si dissemblables façons de comprendre le rôle des microbes pathogènes, les arguments fournis pour ou contre la nature parasitaire des néoplasmes et cancers, les raisons données par les partisans ou les adversaires de telle opération chirurgicale, toutes les contradictions, toutes les disputes, ont leur origine beaucoup moins dans la variabilité des faits que dans la variabilité de l'esprit philosophique des observateurs. Et l'on s'explique que Montaigne s'écrie ingénûment : « Qui vit jamais un médecin se servir de la recepte de son compaignon sans y retrancher ou adjouter quelque chose ? »

Comment pourrait-il en être autrement ? Quelles études, plus que celles du corps humain et de la maladie, sont capables d'entraîner à la méditation les esprits, rares à la vérité mais d'autant plus influents, avides de saisir les raisons lointaines des phénomènes et de voir au delà des faits ? C'est pourquoi non seulement des hommes, mais à leur suite des générations entières envisagent les manifestations morbides ou normales de la vie d'une façon arbitraire, et tendent à les faire entrer, au risque de les déformer, dans le cadre de leurs conceptions et de leurs croyances générales. Claude Bernard constate lui-même, non sans quelque mélancolie, que « nous sommes malheureusement loin encore du temps où nous verrons l'esprit scientifique régner généralement parmi les médecins ».

Quelques indices très vagues peuvent, à la vérité, faire croire que les théories scientifiques tendent, depuis un demi-siècle, à s'émanciper de la tutelle philosophique ; elles n'en restent pas moins sous la dépendance des tendances politiques, artistiques, et sentimentales de l'époque qui les a produites et dont elles ne font que refléter l'esprit. Les connaissances humaines sont si étroitement solidaires les unes des autres qu'il n'est pas possible de les voir évoluer à part. Comment, en évoquant le nom de Claude Bernard, n'être pas frappé de ce fait que les sciences médicales ont commencé à se réclamer de l'observation stricte et de l'expérimentation précisément à l'époque qui vit naître la littérature naturaliste et la philosophie évoluer pour un temps vers le matérialisme ? Qu'est-ce que la méthode expérimentale, sinon une sorte de naturalisme appliqué à la science ? Ce n'est pas l'art chirurgical ou l'art médical qui s'est transformé, c'est l'art en général ; à des aspirations universelles devaient correspondre des aspirations analogues des techniciens spécialisés.

Rien ne prouve d'ailleurs que ce nouvel aspect des doctrines pathologiques soit immuablement fixé. L'évolution de la philosophie et de la littérature, leurs exigences nouvelles, entraîneront-elles la médecine et la chirurgie vers des voies différentes de celles qu'elles suivent aujourd'hui ? C'est possible, et même, j'imagine, assez probable. La réaction contre le naturalisme, à laquelle nous avons assisté avant la guerre, peut faire craindre pour « l'esprit expérimental » un sort semblable. Déjà, avant 1914, nous avons vu une sorte d'idéalisme reparaître dans les travaux biologiques, dont est tributaire la chirurgie. Sous des formes timides, un peu honteuses, et cachées sous un voile scientifique, les vieilles humeurs peccantes attendaient le moment de rentrer en scène, et de triompher de nouveau. Et ce serait à peine faire du paradoxe que d'attribuer à M. Paul Claudel ou à M. Bergson l'apparition des alexines, des opsonines et des anticorps...

Les grandes évolutions collectives se produisent avec une force dont personne ne peut devenir maître. Un mouvement général, dont nous n'apercevons très clairement ni l'origine ni le but, nous emporte, quelles que soient nos besognes et nos pensées, vers des destinées communes. Mais, ce mouvement qu'il n'est pas en notre pouvoir d'arrêter ni de ralentir, nous devons tout au moins en chercher le sens et en sentir la puissance, ne serait-ce que pour donner leur véritable signification aux événements particuliers, et acquérir l'intelligence vraie des choses. A s'isoler dans le cercle étroit de sa spécialité, un homme, un chirurgien surtout, risque de devenir le jouet inconscient des forces qui le poussent; peu à peu, la notion du monde s'efface ou s'altère en son esprit; il perd, avec la vision des conditions extérieures, le sens de la relativité, et il croit être libre, alors que d'obscurs pouvoirs le conduisent; et il est ballotté, sans le savoir, par le souffle qui passe, comme ces matelots, insoucieux des vents, dont le navire maudit errait sur les flots au gré des moussons.

II

La base du sens critique

Il ne serait peut-être pas très avantageux pour la société que tous les chirurgiens, comblés de dons exceptionnels, montrassent une grande habileté manuelle, de l'esprit de décision et des facultés créatrices de premier ordre.

Mais il est indispensable que l'ensemble de la corporation, où le génie reste comme partout ailleurs une manifestation rare et parfois redoutable, possède des qualités moyennes de bon sens, de réflexion, d'esprit critique.

Pour atteindre à cet état d'équilibre, il faut éviter d'abord deux écueils : l'optimisme excessif, et le scepticisme. L'optimisme excessif entraîne aux actions déréglées ; je n'y reviens pas, car nous avons vu tantôt à l'œuvre les thuriféraires de la chirurgie, dont l'exaltation dévote ne laisse jamais d'être assez inquiétante.

Quant au scepticisme, qui n'est en l'espèce qu'une forme du pessimisme, c'est le pire des maux, parce que, dans un domaine où l'action a une si grande place, il tend à annihiler l'effort et à stériliser la volonté. Son origine, c'est l'instabilité des systèmes, et l'impossibilité où nous sommes de prouver mathématiquement. De fait, toute l'histoire de la chirurgie et de la médecine montre la fragilité des théories péniblement édifiées, n'est faite que des chûtes successives des doctrines les plus solides en apparence ; les chefs et les novateurs remplacent d'autres novateurs et d'autres chefs, et sont abandonnés eux-mêmes après avoir ruiné les édifices construits par leurs prédécesseurs ; les convictions le mieux établies s'effondrent tour à tour, et seule l'aigreur des disputes rappelle l'existence de telles écoles rivales, jadis célèbres.

Ces controverses qui, dans le passé, apparaissent oiseuses, et dont il est difficile, dans le présent, de ne pas apercevoir le caractère un peu confus, risquent de compromettre la chirurgie tout entière : « Vous inspireriez confiance, gouaillent quelques critiques, si vous ne changiez la science tous les ans, comme on change la mode des chapeaux ou des pantalons ». L'argument est faible, et ne résiste pas à l'examen. Le mouvement et les transformations sont les conditions mêmes de la vie. Oui, les systèmes ont un caractère commun, qui est d'être éphémères et fragiles. Mais ce n'est pas parce qu'une doctrine a fait faillite, parce qu'elle a cédé la place à un ensemble d'autres croyances et d'autres hypothèses qu'elle a prouvé son inutilité. Oui, l'imagination joue, dans la genèse des opinions, un rôle considérable, sinon primordial, et pose à leur base, de façon plus ou moins arbitraire, un certain nombre de principes d'une solidité douteuse et qui, dès qu'ils vacillent, ébranlent tout l'édifice des déductions. Mais ces doctrines n'en contiennent pas moins une part de vérité. Lorsque le temps, par un long travail d'élimination, en a dispersé les inutiles déchets, une partie de l'œuvre reste intangible, et s'ajoute à d'autres éléments sélectionnés, pareillement réduits, mais aussi définitifs. Ce n'est qu'après des années qu'un jugement impartial peut être porté sur les idées chirurgicales, alors que les chirurgiens se sont dégagés de tout préjugé et de toute passion. Oui, enfin, il est vrai qu'il n'y a pas de doctrines contenant toute la vérité. Mais il n'y a pas non plus de doctrine absolument et totalement néfaste. Il n'y a jamais eu, il n'y a encore que des étapes, un effort continu, malgré tous les tâtonnements, tous les cahots, toutes les erreurs passagères, vers un perfectionnement progressif.

Que nous importent quelques faux-pas, dans cette évolution générale ? Que nous importe l'aveuglement des universitaires au temps d'Harvey, puisque nous savons, en fin de compte, que le sang circule dans les artères et les veines ? Que nous importe la dispute de Péan et de Verneuil, puisque nous avons, envers et contre tous, la pince à forcipressure, qui est un bel instrument ? Toutes les aberrations d'un jour n'ont pu empêcher la découverte de l'anesthésie, de l'asepsie, de l'hémostase, et ces trois mots semblent résumer assez de raisons de n'être pas aveuglément sceptique.

Les déconvenues du passé et du présent sont de nature à éveiller la défiance ; mais ce qu'elles justifient, c'est seulement l'esprit de doute, tel que le souhaitait Claude Bernard, dégagé de toute faiblesse mais aussi de toute malveillance, condamnant tout entraînement enthousiaste, aussi bien que toute hostilité, et ouvert à toutes les vérités que nie *a priori* le scepticisme.

Malheureusement, l'observation des faits pathologiques ne peut être assimilée à l'observation en physiologie. Lorsqu'un expérimentateur coupe un nerf, il est relativement facile de constater les effets de la section ; mais un projectile ou un coup de couteau qui, dans une blessure fortuite, lèse le même nerf, entame du même coup ou contusionne les muscles, les artères, le tissu cellulaire ; et voilà la porte ouverte à tous les ergotages.

Le sens critique doit être, par conséquent, chez le chirurgien, infiniment plus vaste et plus souple que chez le physiologiste. A ce dernier, il faut surtout de la rigueur, une discipline intransigeante, une méthode ; tout cela ne suffit point, sans doute, pour qu'il découvre et qu'il crée, mais lui permet de juger dans un esprit vraiment scientifique les théories et les faits soumis à son examen ; le critérium de l'expérimentation est pour lui une base relativement solide.

Une telle discipline n'est pas applicable aux chirurgiens. Les faits pathologiques sont trop inconstants et trop nombreux, leurs aspects sont trop variés, pour qu'à une question il n'y ait qu'une réponse possible. Comment songer ici à un contrôle expérimental ? Comment même vérifier de façon relative ? La clinique pose tous les jours une telle quantité de problèmes qu'une vie ne suffirait pas à les aborder, et d'autre part il faut agir. En fait, il n'y a pas, pour l'immense majorité des cas que présente la pratique, de solution rigoureusement, scientifiquement adaptée : c'est une tumeur qu'on hésite à extirper, c'est un fibrome sur lequel les avis diffèrent, c'est la maladie d'un vieillard que l'intervention peut guérir mais que risque de tuer le choc opératoire. Qui nous donnera un critérium ? Et que faire, cependant ? Rester dans l'inaction, faute d'une certitude ? Non, la vie et la nécessité nous poussent ; il faut se décider selon les influences combinées des enseignements reçus, de la raison et de l'instinct, s'en rapporter presque toujours à l'opinion des majorités, faire entrer des questions de sentiment dans les décisions adoptées. Ne pouvant vérifier l'exactitude de telles assertions, l'excellence de telles méthodes, la masse des chirurgiens est bien forcée d'établir son opinion sur la réputation de leurs auteurs, sur leur moralité, leur vie privée, leurs antécédents, et jusqu'à leur apparence physique. Combien de fois n'a-t-on pas dit : « C'est un tel qui recommande cette opération, on peut marcher en toute confiance ». Ou bien : « Cette opération paraît séduisante et logique ; mais celui qui la propose, etc... »

Voilà, en réalité, comment on en est réduit à juger des choses chirurgicales. Rien, on le voit, n'est moins scientifique, rien n'est plus opposé à l'esprit expérimental. Mais rien non plus n'est à un tel degré inévitable : car est-il possible d'ignorer que certains, parmi les promoteurs, se laissent entraîner par leur imagination, que d'autres sacrifient toute vérité au besoin d'innover, de contredire un rival, ou tout simplement d'attirer sur eux l'attention ? Est-il possible aussi de ne point faire la part de la médisance, de ne pas se méfier des injustes ou stupides légendes dont est accablée la réputation de quelques chirurgiens en place ? Et faut-il accepter les anecdotes imbéciles qui se transmettent de bouche en bouche et d'école en école ?

Les chirurgiens n'ont donc ni le loisir ni les moyens de peser scientifiquement chacun de leurs actes, voilà la terrible vérité. Mais ces actes sont déterminés, directement ou indirectement, par d'autres hommes, et c'est, au fond, la valeur de ces hommes qu'il s'agit d'évaluer. Ce n'est pas, évidemment, le seul problème, mais c'est de tous le plus complexe : Connaître son époque, connaître le plus possible les époques révolues, connaître les hommes qui ont dirigé et ceux qui dirigent aujourd'hui les progrès de la science, ou, beaucoup plus simplement encore, connaître l'Homme, telle est la base de l'esprit critique véritable chez un chirurgien.

*
* *

Et c'est pour cela qu'il paraît difficile de nier l'influence favorable et même la nécessité, pour le plus habile des opérateurs, d'une culture philosophique et littéraire. Cependant, cette vérité est si peu apparente au premier abord, qu'on a l'air, en l'énonçant, de soutenir un paradoxe. « Comment, s'écriera-t-on, il faudrait donc, pour enlever correctement une tumeur ou trépaner un crâne selon les règles, s'encombrer de conceptions métaphysiques, de lectures oiseuses, d'inconsistantes théories qui ne reposent sur rien et dont on ne peut prouver l'exactitude ! »

Il est assez étrange, soit dit en passant, que certains techniciens de la chirurgie reprochent aux doctrines philosophiques, artistiques, littéraires, leur instabilité ; il faut ne point s'en étonner, et remarquer seulement que quelques philosophes, artistes et littérateurs ne se gênent pas pour faire à la science, et à la chirurgie particulièrement, le même reproche. Les uns et les autres montrent ainsi que leur vue est courte ; le dédain affiché pour une catégorie de choses ou d'hommes n'est que la preuve d'une impuissance à comprendre, d'une inintelligence des éléments multiples qui composent la trame de la vie, et la spécialisation à outrance implique une infériorité dans le domaine même de la spécialité.

Dans aucune profession peut-être, autant que dans la chirurgie, n'éclate l'évidence de cette règle. Je sais des opérateurs dont l'esprit est fruste, et qui tirent presque autant de vanité de leur inculture que de l'habileté de leurs mains ; or, quelques-uns sont des médiocres ; et les autres sont, avec de précieuses qualités, des incomplets, redoutables par leur manque de mesure et de souplesse intellectuelle, perdant pied dès qu'ils doivent faire intervenir la personnalité de leur jugement. Les chirurgiens préparés par une culture générale n'ont point de ces « trous », et il est bien facile de constater qu'ils sont, toutes choses égales d'ailleurs, très au-dessus des premiers. Plusieurs raisons l'expliquent.

Prenons, si vous voulez, pour aller du simple au complexe, le chirurgien au début de ses études : C'est sur l'anatomie du corps humain normal qu'il pose les premières assises de ses connaissances futures. A ce moment, il n'a encore qu'à retenir des faits précis, et qui semblent peu sujets à controverses. On pourrait croire que la mémoire va jouer ici un rôle exclusif. Et cependant, se manifestent déjà les tendances différentes de ceux que l'habitude de la spéculation et une culture générale ont préparés aux idées synthétiques et de ceux qui méprisent tout ce qui n'est pas du cadre de leur profession...

Ici, je suis forcé, pour m'expliquer, de présenter un exemple peut-être trop technique; mais j'ai besoin d'être précis, et au surplus il s'agit d'une chose qui ne dépasse pas la portée de ceux à qui l'anatomie est inconnue.

Les organes creux, tels que l'estomac, le canal cholédoque, l'intestin, l'œsophage, etc..., ont une paroi formée de plusieurs couches superposées, appelées tuniques, et ces tuniques varient de nombre ou de nature selon l'organe envisagé. Voici donc un apprenti-chirurgien, consciencieux et doué d'une bonne mémoire, qui commence l'étude de l'intestin ; il apprend que ce conduit est formé de plusieurs tuniques, et son livre lui enseigne en détail la constitution intime de chacun de ces éléments. Au bout de quelques jours de travail, il connaît à fond la structure de l'intestin. Peu de temps après, il passe à la description d'un autre conduit, par exemple le cholédoque, canal où chemine la bile, et, consciencieusement, il cherche à retenir la disposition des plans qui forment sa paroi, plans différents de ceux du tube digestif. Puis, disposition nouvelle pour la vessie, pour l'urèthre, pour les canaux salivaires,... et notre étudiant continue lentement, péniblement, à apprendre, recommençant pour chaque organe creux le même travail ingrat de mémoire.

Cet autre, au contraire, ayant étudié l'estomac, puis l'intestin, et lisant une description de la vessie, établit spontanément un parallèle entre les trois organes ; il a la sensation, obscure encore et informulée, que pour les deux derniers viscères le livre n'a fait que répéter avec quelques variantes ce qu'il avait dit pour le premier. L'esprit de l'élève est déjà en éveil. Et voici que, passant à la structure du cholédoque, il s'aperçoit qu'ici encore il s'agit d'éléments sensiblement analogues. Dès lors, sans qu'il soit même nécessaire qu'il s'en rende très exactement compte, sa conviction est faite : il n'apprend plus, mot à mot et indistinctement, la constitution de chaque conduit en particulier ; il imagine UN conduit, un organe creux TYPE ; et sur ce conduit idéal, il n'a plus qu'à adapter des détails accessoires pour définir et reconstituer l'œsophage, les trompes, l'uretère, l'estomac... Son travail en est singulièrement moins ardu ; et ainsi, dès les premiers pas, la progression de l'esprit chirurgical est facilitée par l'esprit de synthèse, que ne peut guère posséder un homme attaché aux seules matérialités, c'est-à-dire, bien souvent, aux seules apparences des choses.

L'influence de cet esprit sera plus féconde encore plus tard, quand il faudra se diriger parmi les écueils autrement complexes de la pathologie et de la thérapeutique. Retenir au hasard des faits plus ou moins ornés d'explications, des principes, des conclusions, cela ne suffit pas, car d'autres principes, d'autres conclusions, d'autres faits surgissent, qui contredisent les premiers ; si l'on acquiert, sans éclectisme ni discernement, tous ces éléments qui s'opposent les uns aux autres, on aboutit fatalement au chaos.

Et c'est pourquoi j'apprécie peu les chirurgiens qui ne sont, en chirurgie, que des encyclopédistes. Pour se diriger dans le dédale, un fil conducteur est nécessaire, et ce fil conducteur c'est la conception générale que chacun s'est formée pour son propre usage. Combien de fois, en abordant une question de pathologie encore inconnue pour eux, certains peuvent-ils la prévoir, en deviner d'avance le sens, en avoir une sorte d'intuition ! En réalité, ce n'est pas d'intuition ni de prescience qu'il s'agit ; il se produit simplement ce fait que l'esprit de synthèse, lié à leurs idées générales, a agi sur eux à leur insu, et leur a permis de faire une induction spontanée.

Or, le sens de la généralisation, qui est certes, dans une certaine mesure, inné, ne peut se développer et prendre sa pleine force que par l'action de la culture intellectuelle.

Je ne parle pas seulement de la culture philosophique, (car pour la philosophie la chose va de soi), mais même de la culture littéraire, ou, plus modestement encore si l'on veut, de l'habitude de lire et de méditer ce qu'on lit : les genres les moins sévères, la comédie, le roman, offrent d'innombrables exemples de synthèse, dont il est impossible que le lecteur ne soit pas impressionné à la longue ; l'incarnation en un héros, par exemple, de toute une mentalité, de toute une caste, de toute une race, sont des faits habituels chez des écrivains de génie ou de très grand talent ; Pangloss, Homais, Alceste, Julien Sorel, Perdican, sont des types dont la physionomie résume les caractéristiques d'un groupe ou d'une génération. Cette faculté de condensation, qui apparaît au lecteur dans les belles œuvres littéraires, pour peu qu'il réfléchisse, agit fatalement sur lui, l'imprègne d'un esprit nouveau, et à son tour, par la constance de l'exemple, il tend, inconsciemment quelquefois, à voir les choses de plus haut, à ne scruter les détails qu'après avoir fixé des impressions d'ensemble.

On ne peut objecter qu'une pareille influence risque de diminuer en lui le pouvoir d'analyse. Non pas, car, plus encore que le pouvoir de synthèse, le pouvoir d'analyse se retrouve dans les études de personnages que j'énumérais tantôt. L'Alceste de Molière, disais-je, résume un état d'esprit, figure un type épuré de ses caractères accessoires. Mais, par contre, avec quelle puissance sont fouillés et exposés ses attributs essentiels, invariables, ou, comme dirait un chirurgien, pathogénétiques !

Le génie, certes, se soucie peu de tout cela, mais encore une fois, je ne parle ici que des qualités moyennes de l'ensemble des hommes et non des exceptions. Encore serait-il téméraire d'affirmer que le génie échappe forcément à ces actions obscures, et l'on peut se demander par exemple si ce n'est point à sa haute culture générale que l'auteur de *Faust* a dû de pouvoir, le jour où il aperçut dans un fourré le squelette d'un cerf, formuler presque instantanément la théorie vertébrale du crâne. Mais c'est là une tout autre question, et qui mériterait d'être envisagée à part.

* * * *

On s'étonnera peut-être que je fasse 'allusion, dans tout ce qui précède, à la seule chirurgie et non pas à la médecine. Cependant, objectera-t-on, la chirurgie est faite de connaissances plus précises que la médecine, plus proches du domaine matériel, et par conséquent moins soumises aux idées abstraites et à la culture générale. Or, c'est pour cela justement que je crois que la première a plus que la seconde besoin de recourir à ce qui existe en dehors d'elle. Un médecin qui n'est que médecin trouve à la rigueur dans les théories, dans les hypothèses forcément un peu vagues qui constituent la partie en quelque sorte philosophique de ses études, des éléments de méditation ; l'incertitude même le tient en éveil et demeure pour lui un facteur de vigilance intellectuelle. Un chirurgien qui n'est que chirurgien, au contraire, trouve beaucoup moins dans ses préoccupations professionnelles l'occasion d'acquérir des vues générales et d'exercer son esprit ; précisément parce qu'il est sollicité constamment par des matérialités, précisément parce que le travail manuel occupe dans sa vie une très grande place, il risque davantage de laisser s'engourdir ses facultés d'examen, et de redevenir un ouvrier, comme l'étaient autrefois les chirurgiens-barbiers. Réduit au rôle de manœuvre, appliquant empiriquement les règles prescrites, comme un bon artisan, il ne réalisera jamais les possibilités qui sont en lui.

L'essor de la technique chirurgicale dans les trente dernières années a été si puissant, que beaucoup ne voient plus, dans l'application des méthodes, que l'acte opératoire ; c'est pourquoi ceux-là même que la nature a doués des plus belles qualités manuelles n'hésitent pas à se soumettre tous les jours à un exercice et à une discipline physiques pour atteindre un plus haut degré de maîtrise ; mais certains ne songent pas que, comme les mains elle-mêmes, les esprits les plus robustes initialement ont des chances

de perdre de leur souplesse et de leur force, à ne pas
s'exercer ou à s'exercer de façon trop étroite. Et c'est
pour cela que l'on voit, profitant de l'extraordinaire
et subite fortune de la chirurgie actuelle, quelques
notoires ouvriers qui feront toujours figure de par-
venus.

CHAPITRE II

LA VALEUR SOCIALE DE LA CHIRURGIE

De toutes les choses que l'homme a inventées pour protéger sa destinée précaire, il n'en est pas une seule qui, mieux que la chirurgie, rende tangible la force de notre solidarité et donne la mesure des progrès moraux de l'espèce : Car le fait même que la chirurgie existe, qu'elle évolue, qu'elle grandit, qu'elle s'impose comme une puissance naturelle et bienveillante, est, si l'on y songe bien, trop prodigieux pour tenir seulement à des causes matérielles, et ne peut être expliqué que par des transformations immémoriales de nos instincts.

Que des individus se soient unis contre les forces qui les accablent, qu'ils aient extrait du sol des armes pour combattre leurs ennemis, qu'ils aient, par un lent effort, asservi la matière, les éléments, les races, il n'y a pas là de quoi s'étonner ni peut-être s'enorgueillir : ce n'est que ce que nous appelons la civilisation. Mais quelles impulsions ataviques a-t-il fallu dompter, quelles épouvantes a-t-il fallu chasser des profondeurs de la chair, quels trésors d'amour a-t-il fallu répandre, pour que des hommes, un jour, confiassent leur sang, et leur volonté, et leur vie, à des êtres semblables à eux, c'est-à-dire frémissants encore de tous les appétits, de toutes les fauves ardeurs primitives ! Toute chair est une proie, toute défaillance appelle les crocs toujours prêts de l'adversaire, une rouge ivresse naît de l'odeur et de la vue du sang. Est-il étonnant que, devant le fer qui luit, toutes les puissances de la vie se cabrent affolées, comme un cheval qui flaire une bête féroce ? Les muscles, les nerfs, les os, savent bien, au fond de leur obscure conscience, que la plaie qui les ouvre et diminue leur force est un appât, et que les désirs carnivores ont rôdé, durant les âges, autour des blessures pantelantes.

Or, voici que l'instinct a tu sa grande voix de terreur ; ce qu'il y a de plus profond en nous et qui tient aux sources de notre existence animale, — l'ombrageuse défense de toutes nos fibres — s'est apaisé et endormi. Des hommes ont remis entre les mains d'autres hommes leur corps, leur sensibilité, leur libre-arbitre. Pour la première fois, l'abdication a témoigné d'une confiance absolue, telle que n'en implique aucun autre drame de notre vie. Ni le don de soi dans l'amour, ni le sacrifice à la famille et à la patrie, ni les mille liens qui nous unissent les uns aux autres, n'ont le pouvoir de nous livrer ou de nous annihiler tout entiers, puisqu'en dépit de notre volonté même ils nous laissent jusqu'au bout la conscience, la faculté de contrôle, une part de liberté. L'abandon, au contraire, est sans limite, qui comporte l'acceptation de la douleur, l'abolition de la volonté, l'oubli momentané mais total de nous-mêmes. Quels irrésistibles charmes, quelles incantations modulées par les siècles, quels sortilèges de douceur attirèrent hors de sa caverne la bête farouche ! L'existence seule de la chirurgie témoignerait de ce miracle. Si la chirurgie n'existait pas, nous ne pourrions mesurer tout à fait la profondeur de la fraternité latente des hommes, et l'énormité des forces morales développées par de longues luttes contre notre propre nature. Et elle nous est la meilleure preuve que l'idée civilisatrice n'imprègne pas seulement nos sentiments, nos conceptions et nos habitudes, ce qui ne suffirait point encore, mais plonge aux plus mystérieux secrets de notre chair.

*
* *

Chargée des richesses du passé, elle apparaît pour l'avenir pleine de magnifiques promesses. Parce qu'elle concilie et confond en elle la gravité de la pensée et les allégresses de l'action, ses destinées sont assurées pour un temps indéfini. Elle n'est point de ces sciences abstraites et presque contemplatives dont risque de se lasser un jour la curiosité des hommes, car ses intuitions, ses conceptions sont directement actives et fécondes ; et elle n'abêtit pas comme le travail strictement physique, car le moindre de ses gestes les plus matériels a véritablement une âme. Nulle autre œuvre n'équilibre avec plus d'harmonie les énergies du corps, de l'esprit et du cœur même ; nulle ne requiert des facultés aussi pleinement et diversement humaines ; nulle n'est capable de contenir plus de joies et plus d'angoisses, plus de doutes et plus de triomphes.

En affirmant ces tendances, en associant de façon si large le geste à l'idée, la chirurgie se conforme aux desseins qu'annonce l'esprit des sciences modernes ; ou plutôt elle a devancé et préparé cet esprit. Il semble que le savant se fatigue de l'abstraction pure ; tous ses efforts, de plus en plus, paraissent accaparés par les conceptions capables de déductions utiles ; une sorte de positivisme électique domine la pensée des chercheurs ; le jeu à vide des hypothèses, la futilité des théories, toute la scolastique dont étaient autrefois encombrés les livres de science nous irritent ou nous sont des sujets de risée ; le goût des réalités s'amplifie ; l'imagination ne perd rien de ses droits de prééminence, mais réclame l'approbation et l'appui des faits. Et les enseignements obscurs de la guerre dont nous vivons encore les lourdes heures, l'atmosphère nouvelle créée par des événements qui ont dépassé nos volontés et nous ont arrachés à nous-mêmes, exalteront sans aucun doute ces désirs de réalisation.

Ne serait-il pas injuste d'oublier, au moment où s'esquisse une évolution si capitale, que la chirurgie en a été l'annonciatrice ? Alors que la chimie n'était que l'alchimie, que l'astronomie appartenait aux astrologues, que la physique se réduisait à quelques amusettes, et que les sciences politiques étaient à peine en train de naître, la chirurgie affirmait sa jeune autorité, posait des règles sûres, vérifiait des hypothèses, proclamait par la bouche d'Ambroise Paré la valeur de l'observation et de l'expérience corroborant la conception. Elle a ainsi tracé ou du moins préparé des voies qui n'ont cessé de s'élargir et qui s'étalent maintenant en perspectives infinies. L'esprit qui l'anime a traduit tous les besoins informulés, a résumé toutes les aspirations vagues encore de notre époque qui se cherche.

Par-dessus tout, en nous révélant ce qu'il peut y avoir d'intellectualité dans un acte manuel, la chirurgie a paré d'une beauté nouvelle l'effort physique. Tel geste qui tranche, tel mouvement qui écarte, telle imperceptible contraction qui protège, sont les aboutissants et les expressions visibles de mille pensées accumulées et confondues. Le moindre frôlement du couteau sur la chair vivante est guidé par d'obscures mais souveraines puissances. La pointe aiguë concentre par centaines d'anciennes images, d'immuables certitudes, d'instinctives terreurs ; elle a des éclairs de vitesse et des immobilités subites, des hardiesses et des épouvantes, menace, s'éloigne, côtoie le danger, se glisse, s'arrête frémissante au seuil du malheur, libère, prévoit, se refuse, avec une sensibilité de tact, une acuité de perception presque divinatoires ; elle est spontanée et savante, intuitive et réfléchie ; elle brille de lueurs qui sont des reflets d'intelligence ; elle synthétise action, matière, sentiment, pensée, souvenir ; elle s'enrichit de toutes les richesses de l'homme, s'anime de toutes ses énergies, de la force des muscles, de la délicatesse de ses sens, des sublimités de son esprit.

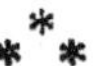

Avec de telles armes, et parce qu'elle ne choisit pas parmi les facultés, la chirurgie est capable de donner à ceux qui l'exercent de pleines émotions et des joies incomparables. Son action, certes, est encore bornée et prévoit pour l'avenir d'infranchissables limites. Retrancher, réparer, déplacer, c'est à peu près tout ce qu'elle peut. Elle dirige les actions de la vie, mais elle ne suscite ni n'augmente la vie. Elle ignore les sommets, se réduit à un rôle infiniment modeste, craint toute métaphysique : mais c'est là bien moins une incapacité que le fait d'une sagesse et d'une maturité singulières. Et, par contre, quelle solidité lui confère cette limitation volontaire ! Et quelle puissance, sur ce terrain choisi, où ne règne nulle rivale !

C'est peu, semble-t-il, que d'extirper un organe, de lier une artère, ou d'effacer la béance d'une blessure : et l'on pourrait croire que tous ces actes si simples se réduisent à une sorte de ravaudage empirique. Que l'on songe, pourtant, aux ruses [infinies du mal, aux subites défaillances de la vie, aux puissances complexes avec lesquelles il faut composer ! Que l'on imagine les surprises et les apparents illogismes des réactions organiques encore inconnues ! Que l'on suppute les caprices de la matière qui, sous peine d'excessifs châtiments, exigent qu'on les prévoie, qu'on les détourne, qu'on les neutralise, et qui s'accommodent aussi peu de la brutalité que de la faiblesse ! Que l'on mesure, enfin, toutes les forces aveugles, incohérentes, révoltées, que dompte seule une subtile douceur fertile en stratagèmes, et l'on ne sera plus surpris que des siècles aient été impuissants à parfaire totalement l'acte chirurgical le plus humble.

Du moins peut-on affirmer que dans la lutte que lui livre notre patience, la nature a abdiqué déjà nombre de ses traîtrises et de ses secrets. Et la chirurgie moderne, étayée de certitudes, possède enfin des moyens d'action qui consacrent son immense valeur sociale.

Que toutes les sciences aient, directement ou

= 33 =

indirectement, contribué à l'évolution chirurgicale, on ne peut le nier ; mais tout compte fait, c'est un de leurs bienfaits les plus certains, car aucune science, sauf peut-être celle, à peine née, de la prophylaxie, ne nous vaut des avantages aussi évidents, aussi positifs que ceux de la chirurgie. C'est par exemple un lieu commun et presque une platitude de nier que l'utilisation de la vapeur ait augmenté sensiblement le bonheur des hommes ; l'avion, à peine créé, devient un engin de guerre et de mort ; des téléphones nasillent et crissent tout au long de nos existences ; des usines déshonorent nos sites ; la chimie empoisonne nos aliments, nos vins, l'air que nous respirons... La chirurgie, elle, ne s'impose pas avec ces caractères de puissance inéluctable et nocive ; les hommages qu'on lui rend sont volontaires, les services qu'on attend d'elle sont limités et précis.

Et il n'est pas douteux que ses récents progrès aient amélioré la condition des hommes. Sans peine et presque sans péril, elle les libère d'abord d'une multitude de petites tares, de menues infirmités qui ne compromettent pas la vie mais suffisent à l'empoisonner. En se jouant, elle impose à la nature des retouches, corrige des laideurs, supprime des contraintes, efface ces légères erreurs qui, chez certains êtres jeunes et sains, apparaissent comme des insultes à la beauté. Elle assure aux corps et plus encore aux âmes, en leur épargnant la disgrâce et l'obsession d'une imperfection physique, plus d'allégresse, plus de confiance, plus de dignité.

Le rôle social de la chirurgie se réduirait-il à ces étroites actions, il y aurait déjà lieu d'en reconnaître la haute portée. Mais c'est bien autre chose encore si l'on considère les grandes victoires que la technique remporte chaque jour sur quelques-unes des grandes calamités qui nous menacent. C'est un grand facteur de trouble et de désorganisation que la constatation d'une impuissance collective ; le sentiment profond de notre mutuelle dépendance ne nous permettrait plus aujourd'hui d'accepter sans déchoir que la société se déclarât radicalement désarmée devant une catastrophe capable de frapper l'un quelconque de ses membres ; une partie des liens qui nous unissent seraient rompus s'il redevenait impossible de soustraire au moins quelques-unes des victimes à la déchéance ou à la mort : car il y aurait alors sur la terre deux humanités, l'une abandonnée sans espoir, l'autre apitoyée d'abord, mais bientôt indifférente. Pour que le sens de notre solidarité ne s'affaiblisse pas, il est nécessaire que nous l'exercions constamment, et presque sans mesure. Nous n'avons que trop de tendance à nous résigner devant le malheur d'autrui. La chirurgie ne se résigne pas, se résigne aujourd'hui moins que jamais. Et c'est là une nouvelle raison d'affirmer qu'elle représente une des forces les plus actives et les plus tangibles de la civilisation.

Même quand elle est vaincue, les luttes qu'elle livre ne sont pas tout à fait vaines ; pour qui suit son évolution depuis une trentaine d'années, il apparaît que ses plus rudes échecs ont préparé et annoncé ses plus belles victoires. Mais il y a davantage encore, et voici un fait précis : nous avons vu, au début de la guerre, alors que pour des causes diverses la chirurgie se trouvait momentanément désarmée, agoniser et mourir les hommes blessés au ventre. Beaucoup, hélas, succombent aujourd'hui encore, malgré tous les efforts. Mais ce ne sont plus les mêmes morts désolées, ni les mêmes agonies. Tous ceux qui sont atteints savent maintenant qu'il leur reste à tenter leurs chances suprêmes ; ces chances se matérialisent sous forme d'actes, deviennent perceptibles, et suivant les circonstances se multiplient ou déclinent ; mais jusqu'à l'heure décisive, quoi qu'il advienne, le blessé perçoit sur lui une volonté étrangère à lui-même, la volonté de la race, assez forte souvent pour violenter le sort.

Est-il surprenant que de telles garanties influent sur la mentalité collective ? Elles constituent les conditions désormais nécessaires à notre bien-être moral, au calme de notre existence. Elles reculent les bornes de l'irréparable. Nous savons qu'aucun des maux auxquels nous sommes sujets ne peut plus nous laisser absolument sans espoir, et que l'instinct de la société nous défendra encore, et se débattra pour nous quand notre instinct personnel aura renoncé à se débattre.

En revanche, et comme pour reconnaître la sollicitude ambiante, la plupart d'entre ceux qui souffrent choisissent volontairement (lorsque le choix est permis), la solution la plus favorable à la collectivité. Il est des affections, compatibles avec de longues survies, qui font de leurs victimes des êtres inutiles, des poids-morts sociaux ; un acte chirurgical peut les guérir. Cet acte, parfois, comporte des souffrances et des dangers que n'ignorent point ceux qui le sollicitent ; il trouble les plus résolus ; il épouvante les faibles. Et cependant c'est lui qui arrive à s'imposer presque toujours, et qui, semble-t-il, s'impose de plus en plus. La chirurgie a développé le noble goût du risque. Au prix de quelques périls et de brèves douleurs, elle refait de l'énergie avec des déchets, supprime des causes communes de faiblesse, et, en ce sens, crée véritablement de la vie. Et si l'on ne peut prétendre que chacun se laisse guider en ces sortes de décisions par un sentiment autre que l'intérêt personnel, du moins faut-il reconnaître qu'en préférant les chances d'une aventure aux renoncements apeurés, on sert inconsciemment les intérêts de tous. Le « tout ou rien » devient une formule susceptible de s'appliquer à la santé et à la vie. S'exposer résolument plutôt que traîner une existence sans valeur et sans joie, ce n'est pas seulement satisfaire un désir personnel, c'est aussi alléger la société d'une charge pesante. Il y a, parmi les infirmes et les malades, comme parmi les blessés de la guerre, une foule de « récupérables » qu'une opération peut rendre à l'activité productrice : elle le peut d'autant mieux que les mauvaises chances à courir diminuent de jour en jour, que d'incessants progrès réduisent les surprises fâcheuses de l'intervention sanglante. A tous ces titres encore, l'action de la chirurgie, dépassant l'individu, s'exerce très directement sur le groupe auquel il appartient.

*
* *

Enfin, c'est son importance sociale qui force la chirurgie, plus qu'aucune autre profession, à éliminer ses mauvais serviteurs. Nulle autre part, on peut le dire, la sélection n'est aussi sévère. La collectivité a conscience de la force terrible qu'elle remet entre les mains de quelques hommes, et elle exige que ces hommes présentent de singulières garanties professionnelles et morales. Un habile commerçant, nn grand artiste, un savant ingénieur, peuvent fort bien être incomplets, n'exceller qu'en un point, manquer, suivant le cas, de caractère, ou d'intelligence, ou de pénétration, ou de bon sens, ou de droiture. Mais il est nécessaire que ces qualités, et beaucoup d'autres encore, se réunissent et s'équilibrent, pour former un chirurgien.

Le caractère est mis à l'épreuve, et d'une façon souvent décisive, par la rigueur des débuts. La crainte des responsabilités, la peur du sang, commencent la sélection. Seuls, les prédestinés franchissent le cercle d'épouvante. Les faibles, ceux dont la vue se trouble et dont la main tremble, les hésitants, les dangereux, renoncent spontanément, dès cette épreuve préliminaire.

Plus tard, c'est le public même qui juge le caractère des chirurgiens et qui, avec un instinct généralement très sûr, rejette ceux qui lui paraissent indignes. Et c'est l'honneur de la chirurgie que, moins que dans toute autre profession, les hommes malhonnêtes y puissent triompher. Certes, l'opinion, ici comme partout ailleurs, a des faiblesses, des préférences irraisonnées, de secrètes indulgences ; elle permet aux uns des écarts qu'elle ne pardonnerait pas aux autres ; elle admet que celui-ci se divertisse avec excès, et elle s'indigne si celui-là, une fois l'an, va voir un vaudeville. Mais il y a, sous ces apparentes contradictions, une grande sagesse : Une force doit être utilisée au maximum ; et le public sent obscurément que le « rendement » d'un homme ardent et jeune exige d'autres conditions que celui d'un bon savant à lunettes. Dans ces différences de tenue, il voit avec raison de simples différences d'équilibre. Il comprend que le premier à un trop plein d'énergie à dépenser, tandis que le second doit être avare de ses ressources. Ce qui le choque, c'est souvent moins un fait en lui-même que son inopportunité. Avec un sens très précis des nuances, il réprouve tout manque de tact, tout défaut d'adaptation.

Mais ce sont là questions de détail, et peu importe, en définitive, l'allure extérieure imposée par la nature et l'éducation. L'essentiel est de constater que la moralité, la valeur scientifique, une certaine bonté mâle, et la vigueur du caractère sont, du fait de son rôle social, les conditions presque toujours indispensables à la réussite du chirurgien. Un des éléments les plus sûrs de son succès durable, c'est une honnêteté scrupuleuse. Le public, d'une façon assez constante, apprécie justement les qualités d'un opérateur, même celles qui n'ont rien à voir avec la technique ; et il veut que ces qualités soient des vertus : on confie aisément une affaire à un avocat retors, on ne se confie pas à un chirurgien chez qui l'on a découvert de la ruse. Et les arrêts du monde sont justifiés, très généralement, par des raisons que l'on analyse mal, mais que découvre fort bien la sagacité intéressée de la foule.

*
* *

Il n'est donc pas surprenant que le grand public, indifférent à de plus hauts problèmes, suive avec tant de passion l'évolution des doctrines et des techniques chirurgicales ; la curiosité qu'il manifeste à cet égard n'est ni malsaine ni déplacée : ce sont ses intérêts les plus directs que de telles questions mettent en cause. Ses espoirs, ses enthousiasmes peut-être prématurés sont légitimes ; ses illusions mêmes sont bienfaisantes ; en investissant la science opératoire d'un pouvoir mystérieux auquel elle n'a jamais prétendu, il traduit des aspirations profondes, et participe dans une certaine mesure aux réalisations de l'avenir.

La chirurgie, avec des moyens et une pensée modestes, est en train d'accomplir ainsi une œuvre de portée universelle ; ses efforts le plus terre-à-terre, ses plus humbles apports matériels contribuent à modifier l'atmosphère où nous vivons et, en améliorant la condition de l'homme, en écartant de lui l'obsession stérilisante des infirmités, préparent peut-être plus de progrès généraux que les plus brillantes spéculations.

CHAPITRE III

L'HABILETÉ MANUELLE

L'idée que le public se fait de l'art chirurgical est faussée par un certain nombre de clichés : entre autres celui qui attribue à la main de l'opérateur une mystérieuse puissance. Volontiers, les profanes imaginent que nos doigts sont conformés autrement que les leurs, capables de contorsions disloquées, animés de quelque fluide... Et, dans les romans-feuilletons ou sur l'écran des cinémas, c'est la main du bon Docteur, la main miraculeuse, que, classiquement et obligatoirement, baise l'opéré reconnaissant, à peine arraché à la mort.

Or, il n'est pas plus légitime de mettre au premier plan l'habileté manuelle lorsqu'il s'agit d'une belle opération que lorsqu'il s'agit d'un beau tableau. Corot doit-il sa gloire à la dextérité de ses doigts ? Et ne cite-t-on pas des toiles estimables que peignirent des mains mutilées ? L'adresse, au sens physique, n'est qu'un des nombreux éléments nécessaires, et même indispensables, à la réussite d'une intervention chirurgicale.

Mais si l'on observe et analyse tout ce qui constitue l'acte opératoire, on s'aperçoit bientôt que l'habileté manuelle, malgré tous ses avantages, n'est que peu de chose en regard d'autres qualités qui la mettent en valeur et, souvent, la suscitent. Comme le remarque fort justement le professeur Forgue, « la main n'est que la servante du cerveau du chirurgien, et obéit à sa direction, précise ou hésitante, patiente ou brusque... »

En effet, les chirurgiens, les grands surtout, ne donnent point, en opérant, l'impression qu'ils accomplissent des tours de force : rien de l'illusionniste escamoteur ; des gestes simples, rassurants, dont le but apparait aussitôt. Aucune frébilité, très peu d'effort visible... De quoi donc est faite cette maîtrise ? Deux exemples, choisis au hasard dans mes souvenirs, vont vous le montrer.

Le premier étonnera peut-être les personnes non averties, mais tous les gens de métier savent combien il est commun. Un jeune homme se destinait à la chirurgie, et chacun augurait bien de son avenir, car, disait-on, il n'était pas « maladroit de ses mains. » La guerre arrive, le jeune docteur part comme chirurgien. Un jour, arrive à son ambulance un blessé, atteint au mollet, et qui saigne. On le met sur la table d'opérations, on l'endort ; le chirurgien, nullement ému tout d'abord, incise, fouille les muscles ; à ce moment, l'hémorragie redouble de violence ; il s'agit de saisir et de lier le vaisseau ouvert. Besogne pénible. Des pinces sont jetées dans la profondeur, sans résultat ; on ne voit plus rien dans la plaie, qu'inonde le sang ; l'opérateur, courbé sur la blessure, se fatigue et s'énerve ; l'effort apparaît dans ses mouvements, plus saccadés, moins efficaces et logiques : Et cependant, le filet rouge coule toujours ; il n'y a point, certes, de péril immédiat ; mais le temps passe, et l'inquiétude commence à poindre... A ce moment, apparaît sur le seuil de la salle un autre chirurgien, non pas plus habile, certes, que le premier, mais davantage mûri par sa bonne grosse expérience. D'un coup d'œil, il a jugé la situation ; il a compris que l'opérateur n'y voit pas, tout bonnement, mon Dieu, parce qu'il a *oublié* de se placer au jour, devant la fenêtre. Le nouveau-venu, amicalement, donne un conseil. La table d'opérations est tournée vers la lumière ; le fond de la plaie apparaît aussitôt, et l'opérateur s'aperçoit que l'écarteur, destiné à faire béer les muscles, était insinué par son aide dans un mauvais interstice ; il corrige la faute ; dans la profondeur, il voit tout de suite de vaisseau qui saigne ; le plus simplement du monde, il le pince et le lie ; tout danger est écarté. Le « miracle » est accompli, dirait-on dans une littérature facile, par cette « fée bienfaisante » qu'est la main du chirurgien... Comme miracle, dans toute cette affaire, je ne vois guère que la Lapalissade qui veut que, pour y voir clair, on se mette au jour !

Une autre fois... vingt autres fois... ce fut plus émouvant. Un jour, un chirurgien opérait une tumeur du cou, lorsque, brusquement, un jet de sang rouge gicla. C'est toujours un terrible spectacle que celui de ces grandes hémorragies qui peuvent en moins d'une minute tuer un homme. Le chirurgien, cette fois-là, resta maître de lui, du moins il ne parut pas qu'il perdît immédiatement la tête ; d'instinct, il avait plongé dans la plaie ses doigts gantés de caout-chouc, appuyait sur l'artère ; mais du fond du cra-tère, le flot mal endigué montait, se déversait au dehors, comme une lave. De sa main restée libre, l'opérateur avait saisi une pince ; il l'enfonça dans les chairs, la ferma au hasard. Il avait fallu, pour exécuter cette manœuvre, qu'il relâchât sa compression, et le sang, furieusement, avait jailli au visage des aides. Le chirurgien était très pâle, mais sa main, qu'il avait plongée à nouveau dans la brèche, ne tremblait pas. Nouvel essai de pincement, nouveau redoublement de l'hémorragie. L'opéré était livide : pendant ces péripéties, qui se succédaient en quelques secondes, il se vidait de sang ; on voyait, sur les dalles blanches, s'agglomérer en caillot une large flaque pourpre. Une angoisse immobilisait, douloureusement presque, les spectateurs. Alors, ce fut une suite de mouvements incoordonnés, des pinces crochant avec une hâte sauvage et vaine tout ce que rencontraient leurs mors, toute une série de gestes heurtés et inutiles, et le sang, à flots irrésistibles, ruisselait.

Et ce jour-là encore, il arriva, le sauveur inespéré, sous la forme d'un homme, ma foi, ni très jeune ni très habile, et dont la main tremblait quelque peu. S'étant, en hâte, ganté, il s'approcha de la table ; comme son camarade — qui, respectueusement, s'était écarté pour lui laisser la place — il comprimait tant bien que mal, et plutôt mal que bien, le vaisseau blessé, avec l'index gauche. Seulement, au lieu de s'acharner comme l'autre à fouiller de ses pinces cette plaie obscure, posément, simplement, il ouvrit démesurément le cou, de l'oreille à la poitrine. Le patient respirait encore, mais faiblement. Le vieux chirurgien, appuyant toujours sur son artère de la main gauche, disséquait les tissus au dessous du point blessé, sans trop de peine quoiqu'il ne disposât que d'une main : car la besogne était simplifiée par l'énormité de l'incision. Enfin, dans le fond, apparut une sorte de tuyau blanchâtre : l'artère carotide, qu'il pinça aussitôt avec la plus grande aisance. Instantanément, le sang cessa de couler : l'homme était sauvé. Quinze jours plus tard il quittait l'hôpital.

Si je rapporte ce fait, ce n'est point pour avoir le plaisir de raconter une histoire : histoire fort banale d'ailleurs, et comme la plupart des chirurgiens pourraient en évoquer par dizaines. J'ai voulu seulement montrer, par un exemple très commun, que dans une circonstance périlleuse, ce n'est pas l'adresse de l'opérateur qui sauve la situation, mais bien plutôt son esprit de méthode, sa connaissance de l'anatomie, son calme, sa lucidité. Tant que le sang bouillonnait dans la plaie étroite, le prestidigitateur le plus étonnant aurait eu peu de chances de l'arrêter. L'ouverture étant agrandie, au contraire, l'artère apparaissait plus bas avec une netteté telle que l'on eut pu être tenté de dire : « Ah, parbleu, comme cela, ce n'est plus bien difficile ! » Au fait, c'est là une partie du grand secret : savoir se conduire de façon à ce que les difficultés, qui arrêtent beaucoup d'opérateurs, soient d'avance écartées, c'est déjà se montrer grand chirurgien.

Il n'est pas contestable que l'habileté a, pour la conduite d'une opération, une importance capitale, absolue : le nier serait platement et ridiculement paradoxal. Mais croire que cette habileté réside uniquement ou même essentiellement dans les mains, voilà une grossière erreur.

Elle est faite, cette habileté, de beaucoup d'éléments que ne soupçonnent pas les profanes, et que bien souvent les initiés eux-mêmes discernent assez mal. Elle est faite de tous les souvenirs accumulés, des conceptions générales, des mille petits « trucs » que fit adopter l'expérience, de la maîtrise de soi-même ; elle est faite de l'ordre que l'on s'impose, de cette discipline qui ne permet plus de perdre ou de mêler ses instruments ; elle est faite de toutes les précautions prises la veille, des investigations préalablement poursuivies sur le patient, de la solidité du diagnostic... Et surtout elle découle, chez beaucoup, de cette supériorité, que leur esprit voit « grand », et ne s'arrête pas aux détails contingents et accessoires.

De sorte qu'il n'est point tout à fait nécessaire qu'un homme ait d'abord prouvé l'habileté de ses mains pour apparaître comme un « chirurgien-né » : c'est affaire de tempérament, beaucoup plus que d'adresse physique.

Je ne voudrais pas, d'autre part, qu'on m'attribuât une pensée qui est bien loin de mon esprit : je n'ai pas la prétention de prouver qu'une grande habileté manuelle n'est d'aucun poids en chirurgie ; ce don n'est pas le plus nécessaire peut-être, mais il reste précieux ; un homme qui ne le possède pas peut devenir un opérateur honorable, jamais un grand « ténor ».

Car l'habileté manuelle du chirurgien a pour l'opéré deux conséquences appréciables, le « fini » du travail, et la rapidité de l'intervention.

La question de *temps* a perdu de son importance depuis l'anesthésie. J'e comprends que l'on parle de l'adresse prestigieuse des hommes qui, sur le champ de bataille, abattaient en quelques secondes le bras d'un soldat maintenu, hurlant, par les aides. Le supplice, j'imagine, ne devait pas être pour le blessé seul ; la plus légère hésitation, le moindre arrêt étaient, à tous, insupportables. C'est pourquoi les chirurgiens d'autrefois montraient sans aucun doute, dans la pratique de leurs opérations, beaucoup plus de dextérité que la majorité de nos contemporains. Mais le nombre de ces opérations était infime.

Aujourd'hui, nous pouvons opérer dans le calme ; l'anesthésie nous livre des corps que ne tordent plus la douleur et l'épouvante. Mais, si nous n'en sommes plus à compter les secondes, la rapidité de l'intervention est toujours un élément de grande valeur. L'éther, le chloroforme, absorbés en quantités excessives, peuvent avoir de fâcheux effets ; et l'ouverture prolongée des tissus augmente les risques d'infection. Or, l'habileté manuelle *contribue* à abréger l'acte opératoire. Il est des circonstances particulières où le fait devient frappant : par exemple, en chirurgie de guerre, lorsqu'il s'agit d'extraire des projectiles. La sensibilité des doigts, la délicatesse des perceptions, l'éducation de la pulpe sont ici sur le même plan que les conceptions et la méthode générales ; c'est vraiment dans la main, cette fois, que réside la supériorité de l'opérateur : un index exercé reconnaît et apprécie les dimensions et la nature du trajet suivi par l'éclat d'obus, devine l'éclat lui-même sous une masse charnue qui le cache, il l'extrait en quelques minutes, tandis qu'un doigt qui n'est pas « fait » l'aurait cherché vainement pendant une heure.

Le « fini » de l'opération importe davantage encore, Sans doute, l'application supplée-t-elle partiellement à la dextérité absente. Mais il n'est pas douteux que l'habileté manuelle du chirurgien se traduit, à la fin de l'intervention, par un aspect séduisant de propreté des tissus, par une reconstitution parfaite des plans, résultats qui n'ont pas seulement l'avantage assez mince de satisfaire l'œil, mais qui sont surtout des garanties de succès et de guérison solide. Les différentes façons de suturer un intestin, de réparer une plaie de l'estomac, accusent de grandes différences entre les chirurgiens. Et là encore intervient l'habileté manuelle.

Mais, pour atteindre à la correction dans l'exécution de ces actes, il n'est pas indispensable d'être spécialement doué. Les très grands maladroits, seuls, restent incapables, après des exercices prolongés, de faire proprement une suture intestinale. Je ne nie pas qu'il y ait un minimum à exiger d'un chirurgien, car on cite des opérateurs que leur maladresse excessive rend incapables de tout perfectionnement. Mais en réalité, ils apparaissent comme des exceptions très anormales. Et, par contre, je pourrais nommer des chirurgiens connus qui ont su tirer parti d'aptitudes manuelles fort médiocres, et qui sont arrivés rapidement à opérer sinon brillamment, du moins d'une façon très sûre. L'éducation progressive, l'assouplissement, ne sont pas de vains mots. Certains hommes « naissent » chirurgiens, c'est vrai, mais beaucoup d'autres le deviennent peu à peu.

Ce qui facilite aujourd'hui l'accès de la carrière à ces ouvriers modestes, c'est l'évolution, chaque jour plus marquée, de l'idéal professionnel. Il y a peu d'années encore, le chirurgien gardait des allures de matador; une intervention apparaissait comme une partie terrible, où l'opérateur, haletant, luttait avec les forces mortelles. Il y avait là, vraiment, de quoi terrifier les néophytes, pas très sûrs de leur poigne. Et tous les actes chirurgicaux étaient pour ainsi dire imprégnés de cette conception : C'est pourquoi la grande maîtrise, à cette époque, consistait en une brutalité insouciante, un « sabrage » à tours de bras qui remplissait d'une stupeur admirative les spectateurs. Une laparotomie, une simple résection offraient des scènes véritablement poignantes, et qui ne manquaient pas, comme le dit J. L. Faure dans un très bel article, d'une sorte de grandeur tragique.

De pareils spectacles sont rares aujourd'hui. Sans doute il est encore des circonstances (comme celle de l'hémorragie racontée plus haut) ou un accident vient tout à coup dramatiser l'intervention. Mais la tendance générale est d'aspirer avant tout à la simplicité, au calme. Plus de violence, plus de ces efforts terribles d'autrefois, plus de ces arrachements qui laissaient des plaies irrégulières, saignant de toutes parts.

Le nouveau « chic » réside dans la simplification extrême et l'harmonie des gestes, dans la netteté de la section et de la réparation, dans le calme absolu, dans la rapidité sans fièvre ni hâte visibles, dans cette aisance suprême qui fait croire que le travail exécuté est un travail facile, trop facile... !

Autrefois, un chirurgien étonnait la galerie en extirpant d'un mouvement brusque une tumeur. Quelle rapidité ! Mais aussitôt après, des artères inondaient la brèche ; mais des lambeaux de chair pendaient çà et là, effilochés ; mais un nerf important avait été contus... Pour réparer tout cela, il fallait du temps... Et la belle opération était interrompue... et allongée. Aujourd'hui, ces heurts disparaissent : on ne discerne plus dans l'opération le geste foudroyant, mais on n'est plus choqué par le temps d'arrêt, par les cahots, inséparables de la violence. Tout se passe silencieusement, paisiblement. Au lieu d'arracher la tumeur, le chirurgien, après avoir lié les vaisseaux qui la nourrissent, l'extirpe avec douceur ; il y a mis quelques secondes ou quelques minutes de plus, sans doute, mais le sang ne coule pas, les tissus sont nets et prêts pour la suture, l'opération est, du coup, presque terminée ; le temps sacrifié est regagné amplement.

On comprend que la chirurgie, se présentant désormais sous cet aspect aimable, épouvante beaucoup moins les débutants. Les qualités manuelles nécessaires n'apparaissent plus comme l'apanage de quelques privilégiés ; chacun peut espérer qu'il parviendra, en travaillant, à acquérir une dextérité suffisante...

Qu'on ne s'y trompe pas, pourtant. La perfection, dans le genre nouveau, est infiniment difficile à atteindre, ou même seulement la supériorité. Malgré les apparences, la chirurgie brutale de jadis était, beaucoup plus que l'actuelle, à la portée de la moyenne ; elle n'exigeait que du « tempérament », comme l'on disait volontiers alors, et s'accommodait d'une sorte de laisser-aller dans la technique. Le tempérament ne suffit plus : il faut en outre une discipline, de la souplesse, un parfait équilibre. Et l'habileté manuelle, plus que jamais soumise aux influences de l'esprit, s'exerce de façon peu visible peut-être, mais avec des délicatesses et des raffinements qu'ignoraient la plupart de nos prédécesseurs.

CHAPITRE IV

CHIRURGIE ET MÉDECINE

La chirurgie s'est bien vengée, depuis trente ans, des vieilles injures de Gui Patin. Après avoir connu, durant des siècles, l'indifférence ou le mépris, voici qu'elle fixe l'attention sympathique du public, au même titre que la politique, les héros de cinéma, la haute stratégie, les records d'aviation... Quant à la médecine, qui occupa, dit-on, les loisirs de Mme de Sévigné, elle n'émeut plus les gens du monde ; la chirurgie accapare tous les sourires : On l'a bien vu pendant la guerre.

Au fait, c'était, au regard des profanes, bien peu de chose que la chirurgie au XVIIe siècle. L'art des opérateurs se réduisait à quelques gestes empiriques, exécutés par des hommes sans instruction générale, ni même, souvent, professionnelle : des sortes de rebouteux ! Mais le pis était qu'ils n'avaient même pas l'initiative de ces gestes, que déterminait seule la volonté des médecins. Comment pouvaient-ils, dans de telles conditions, prétendre à un rang social ? Et par quels obscurs cheminements ont-ils préparé la stupéfiante fortune actuelle de la chirurgie ?

Par un lent effort, ces artisans ont conquis d'abord une relative indépendance ; nous les voyons, au xviiie siècle, se soustraire à la tutelle, prendre des initiatives, interroger eux-mêmes les phénomènes, créer des théories et des méthodes. Leur action n'est pas très large encore ; mais peu à peu elle s'amplifie ; les techniques opératoires se précisent, se fixent scientifiquement ; un enseignement est ébauché, des écoles naissent. Les guerres du premier empire vont survenir, qui grandiront le rôle des chirurgiens et, par suite, leur valeur sociale.

Puis, les nouveau-venus, enfin conscients de leur force, s'attaquent à l'édifice jusqu'alors intangible de la médecine. Les assises en sont solides encore, mais des pans de mur s'effritent çà et là : autant de brèches faciles, par où font irruption les éclaireurs. Il y a d'abord lutte ; les médecins, cultivés, traditionalistes, s'indignent de cette intrusion d'ouvriers et de rustres. Mais les hommes d'action continuent leur besogne ; pierre par pierre, ils abattent, et rebâtissent à leur profit ; leur construction peu à peu s'élève.

L'invention de l'anesthésie, les découvertes de Pasteur leur apportent des armes puissantes. Ce n'est plus par petits coups qu'ils procèdent, mais par larges abatages ; ils s'infiltrent partout, s'installent triomphants, il est trop tard pour les chasser. Les voici maîtres de terrains jalousement gardés. Un jour, un chirurgien extrait d'un estomac la fameuse fourchette que vous savez : et l'estomac devient un organe à tailler, à coudre, à extirper. Et puis, c'est le foie, et le crâne, et le rein, et le poumon, et l'ovaire, et la rate... L'ancienne médecine, dépecée, morcelée, est conquise par vastes lambeaux ; elle conserve encore un domaine à elle, où sa rivale ne pénétrera pas, mais ce

domaine semble devoir se rétrécir de jour en jour...
à moins, disent certains, qu'il ne grandisse tout à
coup : car la médecine garde des espoirs de revanche,
et il est difficile de prévoir ce que nous réserve
l'avenir.

Si donc la chirurgie possède depuis longtemps une
existence propre, il faut reconnaître que la chirurgie
que l'on appelle « moderne » est issue de la médecine, lui a emprunté la plupart de ses matériaux, et
se confond intimement avec elle. Les origines en
sont pareilles, elles ont des bases strictement communes : toutes deux impliquent l'étude de l'anatomie, de la microbiologie, des lésions, des grands
processus généraux qui ne se soucient point de nos
distinctions arbitraires. Le fonds en est identique,
tout apport de l'une sert à l'évolution de l'autre.
Qu'il s'agisse de dépister un mal, ou d'en reconnaître
les ravages intimes, ou d'en prévoir la gravité, leurs
procédés élémentaires ne diffèrent point ; mêmes
auscultations, mêmes palpers, mêmes analyses,
mêmes microscopes. Les moyens de guérison seuls
sont dissemblables, et l'on peut dire sans paradoxe
— au risque de scandaliser ceux qui veulent guérir
et se moquent du reste — que c'est là peu de chose :
car l'acte, violent ou non, qui est opposé au mal,
n'est que la résultante logique d'une foule de constatations et de recherches sans lesquelles il n'aurait
pas de raison d'être ; pour vous guérir par exemple
de votre appendicite, il n'aurait pas suffi qu'un nova-
teur songeât un beau jour à enlever des appendices ;
il a fallu surtout qu'on étudiât la maladie, qu'on mît
en relief ses symptômes, qu'on la distinguât des
affections qui la simulent, que l'on connût ses complications, sa gravité, ses formes anormales... Et tout

cela étant acquis, fixer les règles de l'opération n'était plus bien difficile.

Fondées sur un grand nombre d'acquisitions communes, la médecine et la chirurgie ne forment en réalité qu'une seule et même science. Je ne sais plus qui a dit que le chirurgien n'est qu'un médecin qui exécute lui-même son ordonnance. Cette formule est exacte, autant que peut l'être une formule. La séparation des cliniciens n'a lieu que sur une modalité de conclusion. La chirurgie n'a pas plus supprimé la médecine que la faucheuse mécanique n'a supprimé l'agriculture. Après avoir semé et sarclé, il y a plusieurs moyens de faire la récolte. Et, en somme, les progrès strictement limités à la chirurgie ont, par leurs applications pratiques, amené une révolution qui n'est pas très profonde et dont le caractère est plutôt extérieur ; leur portée sociale est indéniable, leur valeur scientifique est limitée.

D'ailleurs, il devient de plus en plus malaisé de tracer entre les deux domaines une limite précise ; l'intrication est telle qu'on ne sait plus si telle affection relève du chirurgien ou du médecin ; des deux à la fois, très souvent. Les maladies du foie, de l'estomac, des reins, et bien d'autres encore, constituent ainsi des zones imprécises où peuvent se rencontrer et se mêler les actions thérapeutiques les plus dissemblables. Souvent, par suite, un médecin est amené à faire œuvre théorique de chirurgien (ce fut le cas de Dieulafoy quand il étudia l'appendicite), et, inversement, un chirurgien découvre parfois, au cours de ses recherches, des vérités d'ordre médical ; on connaît mieux la gastralgie depuis que, pour d'autres causes, on a l'occasion d'ouvrir des estomacs vivants. A chaque instant les voies se confondent, et il est

probable que l'avenir accentuera encore ces iden-
tités.

* *

On objectera peut-être que tout cela reste quelque
peu théorique. Si la médecine et la chirurgie repré-
sentent, en principe, des connaissances communes,
il faut reconnaître qu'elles diffèrent encore quelquefois par leur esprit. L'une et l'autre étudient souvent
les mêmes faits, mais chacune apporte dans cette
étude ses tendances particulières, son tempérament.

D'une façon générale, le caractère du chirurgien
est plus positif, plus réaliste que celui du médecin,
parce que, habitué aux constatations directes de phénomènes visibles, un opérateur s'imprègne à la
longue de matérialité. Il croit strictement ce qu'il
voit, ce que perçoit sa main, ce que lui découvre une
incision, ce que lui montre la béance d'une plaie ; il
aime la preuve tangible et toute autre lui est suspecte ; il déracine de lui-même, comme de mauvaises
herbes, les impressions vagues, les croyances, les
sentiments, et jusqu'à ces certitudes irraisonnées qui
ont plus de force véritable que toute raison. Son
esprits répugne aux hypothèses gratuites et aux généralisations ; il est avant tout précis et sûr ; mais cette
sécurité ne va pas sans quelque sécheresse, sans
quelque étroitesse. Peu de risques d'erreur, peu
d'envolée ; un respect excessif du chiffre, un culte
étriqué de la statistique...

Bien différentes sont les conditions dans lesquelles
s'exerçait jusqu'ici d'esprit d'un médecin. Ne pouvant, la plupart du temps, contrôler de façon directe,
il s'accoutumait à interpréter les signes souvent

imprécis des lésions, à coordonner des vraisemblances, à induire. Il fallait qu'il devinât le mal sans
le voir, qu'il en évoquât l'aspect probable, qu'il le
rattachât à tel ou tel groupe d'ensemble. C'était un
effort constant d'imagination, où la perception sen-
sorielle importait moins que l'intuition. La preuve
indéniable et palpable manquait le plus souvent.
Comment savoir si l'heureuse transformation sur-
venue dans l'état de ce pneumonique était due à la
drogue qu'il avait absorbée, ou bien à une réaction
spontanée de son organisme ? Tout restait indéter-
miné, douteux, incontrôlable. Un seul fait suscitait
plusieurs hypothèses valables, parmi lesquelles il
fallait choisir ; et pour choisir, il fallait faire appel à
des théories... Le vague inévitable des constatations,
l'absence de certitudes, la nécessité de recourir à des
explications générales, avaient fini par créer, chez le
médecin, des tendances en quelque sorte sentimentales. La précision lui était refusée, et d'autre part la
précision ne lui aurait pas suffi. Il ne tablait pas sur
des faits, mais sur des idées et des indices. Et c'est
pourquoi son esprit, souvent éloigné du rigorisme
scientifique, devait être plus souple, plus large, plus
subtil que celui du chirurgien, s'attacher moins aux
faits, tendre aux généralisations. Il n'est point étonnant que durant une période, les deux caractères se
soient opposés violemment, et qu'il y ait eu parfois
mésentente.

Mais l'accord est établi à l'heure actuelle, et deviendra probablement de plus en plus intime. On ne
voit à peu près plus de médecins aveuglément hos-
tiles à l'acte opératoire ; ils savent quelles sont les limites de la chirurgie et quelles sont ses ressources.
Qu'il y ait encore quelques constestations de détail,

c'est possible ; mais dans les grandes questions d'ensemble — la lutte contre le cancer, le traitement de l'appendicite et des maladies de la femme par exemple — les progrès réalisés sont dus à une étroite collaboration des deux parties. Si les tumeurs du sein, les fibromes de la matrice, les cancers de l'estomac, certaines tuberculoses locales sont opérés aujourd'hui avec un succès grandissant, ce n'est pas seulement parce que la technique s'est perfectionnée, c'est surtout parce que les médecins ont foi en la chirurgie, et recourent à elle dès qu'ils ont dépisté les premières manifestations d'une lésion opérable.

Il y a, à cette transformation, des raisons profondes. Les différences de tempérament vont s'atténuant de jour en jour, parce que la médecine tend à perdre le caractère d'instabilité et de fantaisie qu'elle a présenté jusqu'à notre époque. Elle devient progressivement une science véritable, grâce aux moyens de recherches qu'elle a annexés, et qui lui apportent enfin des éléments de certitude, ou tout au moins quelques précisions. Presque toutes les découvertes importantes qu'elle a faites depuis un quart de siècle sont en effet sorties des laboratoires ; c'est dans un laboratoire que M. Charles Richet a posé les premières bases de cette méthode étonnante de la sérothérapie, dont l'avenir est pour ainsi dire illimité ; c'est dans un laboratoire que M. Fernand Widal a étudié et commencé à juguler la fièvre typhoïde ; c'est dans un laboratoire que M. Roux a trouvé les moyens de vaincre la diphtérie ; ce sont les laboratoires qui ont révélé la nature précise des maladies infectieuses, qui ont fait entrevoir les modifications chimiques des milieux vitaux au cours des maladies, qui ont dicté des règles d'hygiène et de prophylaxie tellement efficaces que les grandes contagions d'autrefois ont à peu près disparu.

La plupart des affections, depuis quelques années, commencent ainsi à se traduire en formules, ou à révéler leur nature sous le microscope. On peut prévoir l'époque où la solution de tout problème pathologique sera fournie, presque automatiquement, par le chimiste, le physicien ou le bactériologue. La médecine sera, en conséquence, moins étroitement subordonnée à celui qui l'exerce, et dépassera l'individualité du médecin. La chirurgie, au contraire, malgré tous les apports extérieurs, malgré l'appui des sciences, ne perdra jamais tout à fait son caractère personnel, parce que l'influence du tempérament se manifestera toujours, et très puissamment, dans l'intervention opératoire. Mais ce n'est là, il faut bien le répéter, qu'un point secondaire. Les applications de la chimie, de la physique, de la microbiologie, transforment la chirurgie aussi bien que la médecine, et consomment leur unification. Toutes deux sont absorbées par une science plus vaste, qui les englobe et les confond. Il n'y aura bientôt plus, à proprement parler, de médecine ni de chirurgie, mais une pathologie générale dominant toutes les questions que nous séparons aujourd'hui arbitrairement ; de ces questions, les unes comporteront des solutions opératoires, les autres seront résolues médicalement ; mais toutes feront partie d'un fonds commun, seront soumises aux mêmes lois d'ensemble, et subiront des évolutions parallèles.

Il est donc injuste de répéter comme on le fait que depuis trente ans la chirurgie a pris le pas sur la médecine ; ses progrès frappent davantage l'imagination des profanes ; mais on ne songe pas assez qu'ils ne sont que les conséquences d'autres progrès, d'ordre scientifique et médical. D'ailleurs, ne devrait-on pas penser que l'action mystérieuse d'un sérum mérite, plus qu'un geste habile, d'être un sujet d'émerveillement ? Malheureusement, cela ne se voit pas, ne comporte aucune mise en scène, ne se manifeste pas dramatiquement. Le public trouve très naturel que les armées immenses mises en présence par le conflit actuel ne soient pas décimées par des épidémies ; le fait est acquis et semble, aux yeux de beaucoup, ne plus compter. Il y a là, pourtant, une transformation dont les conséquences sont incalculables, et qui n'est d'ailleurs pas sans influencer sur la chirurgie elle-même.

Car nous ne pouvons oublier que pendant cette guerre les rapides progrès de la technique opératoire ont été préparés par les travaux théoriques des médecins, qui ont servi de base et de point de départ. Il faut souhaiter que les résultats de cette collaboration consacrent l'union désormais absolue de toutes les sciences médicales. Chirurgiens, chimistes, bactériologues, médecins, doivent travailler à la même œuvre commune ; tant mieux si chacun apporte dans sa collaboration un caractère propre, si le positivisme des uns vient réfréner les tendances généralisatrices des autres, si celui-ci a l'âme d'un mathématicien et celui-là l'âme d'un poète. L'essentiel est que tous aient conscience de leur mutuelle solidarité et coordonnent leurs efforts. Les différences de tempérament, s'il en existe encore, ne seront plus alors des motifs de discorde, mais au contraire des éléments féconds de succès pour l'association.

CHAPITRE V

LES PUBLICATIONS CHIRURGICALES

Il ne faut point le dissimuler, l'inspiration est féconde chez les chirurgiens, que d'excellents motifs
engagent d'ailleurs à s'épancher en des proses faciles.
Les curieux qui, vers l'an deux mille, entrepren-
draient d'étudier la production professionnelle de
notre époque, risqueraient fort d'être découragés devant l'accumulation des documents : nous nous re-
trouvons à peine, nous-mêmes, dans ce fouillis.

Les causes d'une telle rage sont diverses.

Souvent intervient le désir d'être utile à l'humanité, et c'est là une belle chose. Mais comme il serait
hasardeux d'exiger trop des hommes, ne demandons
pas à tous les chirurgiens uniformément de se laisser
guider dans leurs écrits par la seule considération du
bien qu'ils peuvent faire à leur prochain, et soyons
satisfaits de constater que leur intérêt personnel
n'est pas très distinct ici de l'intérêt général. Mais
imaginez un instant que l'anonymat absolu soit imposé aux publications scientifiques : voyez-vous d'ici
la baisse de la production ?

L'effort que nécessite un travail chirurgical a

pour principe, presque toujours, une ambition, et cette ambition est après tout fort légitime, et, de plus, extrêmement féconde. Elle est même parfaitement noble chez ceux qu'anime l'espoir de laisser une œuvre durable.

La notoriété d'un chirurgien est faite, en partie tout au moins, de la valeur et du nombre de ses écrits : qu'on le déplore ou qu'on s'en félicite, cela est ainsi. La puissance de la presse, dans ce domaine comme dans tous les autres, est immense. Tel chirurgien, considéré par ses pairs comme au-dessous du médiocre, est honorablement connu au loin parce que son nom revient obstinément sous les yeux des lecteurs de gazettes spéciales. Le respect de le chose imprimée est demeuré plus général qu'on ne le pense ; et il n'est même plus nécessaire d'être relié en veau pour donner aux gens bonne opinion de soi.

Il est d'autre part indispensable, lorsqu'on se présente à un concours, d'avoir ce que l'on appelle un « bagage scientifique ». C'est pourquoi les candidats ne peuvent se soustraire à l'obligation de publier, même lorsqu'ils n'ont rien à dire, et Dieu sait quelles « lavasses » nous vaut cette triste coutume. La qualité importe peu. Les juges ont bien autre choses à faire qu'à se repaître de ces dissertations, et les apprécient au poids : et ce n'est point là, certes, la plus faible cause de cette calamité de surproduction.

Il y a aussi des chirurgiens qui écrivent sans raison apparente, pour satisfaire sans doute un impérieux besoin ; ils n'ont plus de concours à subir, ils semblent revenus des choses d'ici-bas, et se moquent de la pauvre petite gloire que pourrait leur valoir leur persévérance : malgré quoi, ils déversent sans arrêt leurs pauvres petites élucubrations dans de pauvres petites feuilles. Ces hommes-là écrivent comme d'autres pêchent à la ligne, pour le plaisir.

Et il y a, enfin, des malheureux qui composent leur thèse !

*
* *

Jamais pareils débouchés n'ont été offerts à la production chirurgicale ; par le livre, par la conférence, par les journaux, par les revues, par les sociétés scientifiques, elle déborde de toutes parts.

La *Société de chirurgie* est, à tous égards, la plus importante des « compagnies » chirurgicales. Tous les problèmes nouveaux, tous les sujets à l'ordre du jour y sont abordés ; et son influence est considérable à l'étranger aussi bien qu'en France. Son rôle pendant la guerre a été si manifestement utile, qu'elle apparaît aujourd'hui comme *la véritable créatrice de la chirurgie d'armée*. C'est elle qui a combattu les erreurs imposées de façon quasi-officielle aux médecins mobilisés ; c'est elle qui a discuté, mis au point, et fait vivre les méthodes nouvelles et toute cette doctrine de l'excision des plaies dont l'application a transformé, de façon si merveilleuse, les résultats opératoires. La Société de chirurgie mérite une place à part ; son œuvre sera durable.

Les journaux professionnels étaient fort nombreux avant la guerre. Nul doute qu'ils ne se multiplient encore quand la paix sera signée. On en voit de légers, rassurants par leur minceur aimable ; on en voit d'austères, dont les colonnes étouffent un texte serré. Et il y a des Recueils, et des Bulletins, et des journaux encore...

— 60 —

Chacun de ces organes possède je ne dis pas un esprit particulier, mais des possibilités différentes : ils disposent de plus ou moins de place. Mais il est assez plaisant d'observer que les chirurgiens qui ont une idée vraiment neuve à exposer, se contentent généralement des deux pages que leur offre la petite gazette.

*
* *

Il est certain, en effet, qu'il y a peu de conceptions chirurgicales qui ne se puissent exprimer en trois colonnes. Malheureusement, il est bien plus difficile, si l'on en juge par la production moderne, d'écrire trois colonnes que trois cents pages, et les mémoires, bien souvent, sont quelque peu longuets. Ceux qui ne les lisent pas ou qui font semblant de les lire trouvent cela « plus sérieux » et hochent la tête avec respect. Mais je ne crois pas que le mobile des auteurs diffus soit avant tout la soif de louanges ; si la plupart écrivent des articles à n'en plus finir, c'est tout bonnement qu'ils sont incapables de les écrire courts. Jamais n'a été mieux confirmée l'opinion de La Rochefoucauld : « Comme c'est le caractère des grands esprits de faire entendre en peu de paroles beaucoup de choses, les petits esprits, au contraire, ont le don de beaucoup parler et de ne rien dire. » Quand l'idée est reprise, exprimée successivement de plusieurs manières différentes, il y a bien des chances pour qu'aucune de ces manières ne soit la bonne ; de même l'accumulation des épithètes prouve très clairement que l'écrivain n'a pas rencontré celle qui seule eût convenu.

La diffusion de la pensée, l'émiettement des faits

significatifs à travers un inextricable enchevêtrement de phrases et de considérations banales, rendent impossible ou infructueuse la lecture de beaucoup de textes chirurgicaux, qui, à certains égards, font songer aux récits des enfants, avec leurs répétitions, leurs accumulations de circonstances accessoires, et leur obscure volubilité.

Le mal vient aussi de ce préjugé — ou, si l'on veut, de ce scrupule — qu'il faut n'omettre aucun détail, fût-il dénué de toute importance, si l'on veut présenter une « question complète ». Tout ce qui a été dit sur le sujet, tout ce qu'ont publié les Américains, les Allemands, les Russes, les Japonais, et bien d'autres encore, tout ce qu'ont pu produire d'utile ou de grotesque les cerveaux lucides ou délirants des prédécesseurs, tout indistinctement est recueilli, enfourné pêle-même ; rien n'est oublié, on ne fait grâce de rien. Au train dont nous allons, les travaux s'accumulant et se grossissant, au fur et à mesure, de tous les travaux antérieurs, la chose prend des allures d'avalanche. Je ne sais si les auteurs tiendront pied et pourront faire éternellement des « questions complètes », mais je suis sûr que l'esprit même et le sens des questions disparaîtront, étouffés sous cet amas barbare de bibliographie.

Il y a, sans doute, des chirurgiens capables d'écrire avec simplicité et concision, de dégager et de mettre en évidence les points essentiels d'un sujet. C'est heureux, car les articles trop complets et trop « sérieux » présentent un défaut, non dénué d'importance : personne ne les lit. On ne les lit pas, voilà le fait que nul, sauf peut-être les auteurs de ces productions, ne met sérieusement en doute. Dès lors, il est bien difficile de prendre en considération l'argument des bons compilateurs, qui vont répétant qu'on ne peut resserrer en dix pages un exposé qui en exige cent, et qu'on n'échappe point à la fatalité. Tout cela est fort beau ; mais leurs productions rappellent la fameuse jument qui, remarquable en tous points et pleine des plus magnifiques qualités, avait le tort d'être morte,

La vérité, c'est que le lecteur parcourt d'un œil rapide mais exercé l'accumulation des textes ; avec un certain entraînement, il arrive à découvrir sur le champ, au milieu de dix pages inutiles, la ligne qu'il importe de lire. N'eut-il pas été plus simple d'écrire et d'imprimer cette ligne seule ? Que de temps épargné ! Et que de papier ! Il paraît d'ailleurs que nous sommes encore très favorisés, et que les chirurgiens allemands nous distancent de loin, pour la diffluence et l'insipidité, dans l'élaboration de ces eaux de vaisselle scientifiques. Nous avons suivi les Allemands dans cette voie, nous les avons imités dans ce qu'ils ont de pire. Combien sont préférables les raccourcis lumineux où dès l'abord apparaît la conception nouvelle !

Il est vrai que les vérités ne s'imposent pas instantanément ; aussi n'y a-t-il aucun inconvénient à ce qu'un chirurgien reprenne plusieurs fois de suite le même sujet, dans le but non plus de délayer sa pensée, mais de l'imposer par la répétition.

*
* *

La nécessité de dire plusieurs fois les mêmes choses, l'incapacité de concision, sont les deux premières causes de l'encombrement. Ajoutons qu'à côté des novateurs il y a beaucoup de chirurgiens qui écrivent des articles de mise au point et de vulgarisa-

══ 65 ══

tion (quelques-uns avec un réel talent), et des auteurs
de traités didactiques que l'évolution des doctrines
oblige à renouveler constamment. Tout cela augmente
encore la confusion, et il semble qu'il y ait *trop* de
travaux publiés. Cependant, il est possible que cette
surabondance ne soit pas inutile : peut-être est-il
indispensable que tous ces matériaux soient accumulés pour qu'on en puisse extraire une parcelle
précieuse, comme on extrait quelques grammes de
métal d'une tonne de minerai. Vouloir éviter toute
parole inutile, ce serait risquer de se taire toujours,
s'il est vrai que les phrases les plus vides recèlent
une force d'incantation... De fait, au milieu du chaos,
la vérité peu à peu se dégage et finit par briller parmi
les scories. Comment s'accomplit ce travail spontané,
il est bien difficile de le dire. Le résultat, en fin de
compte, c'est qu'on a tout de même réalisé un progrès, sans trop savoir comment.

Je mets à part, bien entendu, les productions vraiment originales, et qui s'imposent d'emblée : la communication retentissante de Péan sur l'hystérectomie
avait trente lignes !

Mais l'originalité ne court pas les rues ; et comme,
d'autre part, certains auteurs « sérieux », fatigués
d'entasser des bibliographies et de se confiner dans
leur rôle quelque peu modeste de « bons esprits »,
aspirent à la puissance créatrice, nous apercevons autour de nous nombre de faux originaux. Ils méritent
une étude spéciale, je n'en dirai rien ici.

Il faut mettre également à part, car le sujet en
vaut la peine, la tendance progressive à l'emploi des
statistiques. Remarquons seulement que si les publications chirurgicales gagnent en précision quand
on les hérisse de chiffres, elles n'en ont pas forcé-

ment plus de portée sur les lecteurs. L'arithmétique, en pareille matière, rebute, même quand le calculateur inspire confiance ; une équation fait mauvaise figure dans un domaine qui appartient à la vie, et une vérité chirurgicale démontrée algébriquement demeure toujours une vérité morte. C'est regrettable peut-être, je le déplore, mais nous ne pouvons empêcher que l'esprit soit souvent peu de chose en regard du cœur. « Il faut, pour servir les hommes, dit l'abbé Coignard, rejeter toute raison comme un bagage embarrassant, et s'élever sur les ailes de l'enthousiasme ; si l'on raisonne, on ne s'élèvera jamais. »

D'un côté, l'aridité stérile des nombres, de l'autre, le danger mortel des erreurs que risque d'engendrer toute passion... L'équilibre est bien difficile à garder, et c'est pourquoi il est si rare de rencontrer un homme qui, s'appuyant sans doute sur des chiffres, sache toutefois ne pas rester un logicien, et soit capable d'entraîner la conviction par l'autorité de sa parole. Ce n'est point là affaire de littérature ; la recherche littéraire serait odieuse dans un écrit scientifique, où tout doit être sacrifié à la simplicité et à la clarté ; mais enfin, il faut bien que cet écrit soit *lisible*, c'est-à-dire qu'il soit approximativement correct et que sa sécheresse ne décourage pas la bonne volonté des lecteurs. On n'exige pas du « style », on demande seulement que les idées soient traduites sous une forme vivante et s'enchaînent selon leur ordre naturel, que les descriptions soient précises, que les épithètes soient rares et suggestives. Si l'auteur, en outre, trouve de ces mots qui font naturellement image et fixent la pensée mieux que ne ferait une explication en règle, c'est plus qu'on n'en peut souhaiter.

Dans le même ordre d'idées — puisque je parle d'images, — un immense progrès a été réalisé depuis vingt ans par la tendance à multiplier les gravures dans les publications chirurgicales, aux dépens du texte ; un bon dessin en dit plus long que des pages entières et nul doute que l'avenir n'accentue cette évolution.

*
* *

L'habitude d'écrire, et d'écrire d'une façon spéciale, impose au style des chirurgiens des caractéristiques curieuses.

La phrase est généralement courte, comme il convient à des sujets scientifiques, et, d'autre part, persistant de-ci de-là, des vestiges d'une pompe inattendue contrastent drôlement avec la modestie de la coupe générale. S'il s'agit de verbes, le passé défini solennise volontiers l'acte chirurgical : « Nous pratiquâmes... nous décidâmes... nous résolûmes... ». Des clichés à tout faire prétendent définir des situations : « Enfermer le loup dans la bergerie... » De temps en temps, du latin : « *Locus minoris resistentiæ...* » Ce sont là, je crois, des restes de l'héritage légué par nos prédécesseurs à chapeaux pointus.

Toutes ces petites marques professionnelles se retrouvent même dans les écrits non chirurgicaux des chirurgiens. On y discerne en outre un penchant à multiplier les comparaisons matérielles et à concrétiser : c'est l'effet bien naturel d'une spécialisation qui laisse aux idées abstraites peu de place.

Le vocabulaire, enfin, n'est pas très riche. Un symptôme est « net », ou bien il « manque de netteté » ; une observation est « intéressante » ; un

« cas » est « curieux ». Ce langage un peu incolore suffit d'ailleurs à tous les besoins de l'exposition, et il est assez légitime après tout que les auteurs réservent pour d'autres objets leurs facultés imaginatives.

Je n'aurais garde de leur faire un grief de ces petits travers ; ils montrent simplement que la chirurgie, comme la littérature, l'enseignement, ou le barreau, marque à la longue ses serviteurs, et produit chez eux des déformations professionnelles dont il serait puéril d'exagérer l'importance.

CHAPITRE VI

L'AVENIR DE LA CHIRURGIE

A Monsieur R...

Je vois bien, Monsieur, que vous n'avez rien compris à cette question de chirurgie et de chirurgiens.

Passe encore qu'abusé par quelques clichés déjà vieillots, vous persistiez à voir je ne sais quoi de surnaturel dans notre pouvoir, que vous parliez des « miracles » de l'art opératoire, que les gestes des sacrificateurs recèlent, à vos yeux, une signification magique... Cette foi ne me déplaît point, et, à l'occasion, vous pourrait être d'un bon secours : je veux dire le jour où vous-même, d'aventure, auriez à jouer le rôle de victime.

Mais je ne puis concevoir que cette sorte de mysticisme exclue toute idée d'imperfection. Vous admettez que votre tireuse de cartes, mal lunée, vaticine de travers. De nous, vous exigez une tranquille infaillibilité. Vous vous obstinez à ignorer que la chirurgie n'est qu'un ensemble de connaissances fort imparfaites, de pratiques empiriques, de douteuses théories qui tous les jours se transforment, s'effacent, revivent, s'accroissent et meurent. Les progrès que la chirurgie a réalisés, voici quelque trente ans, avec une rapidité très exceptionnelle, n'ont été que les conséquences de progrès réalisés par d'autres sciences, et marquent bien, justement, son caractère de dépendance. J'avoue qu'ils ont été assez impressionnants pour que votre enthousiasme ne vous permette pas d'en deviner la relativité. Mais si beau et inespéré qu'ait été cet essor, il n'implique aucune part de mystère ; de bons esprits, fort appliqués, quelques novateurs originaux comme on en voit dans toutes les sciences et dans toutes les professions, et surtout une multitude d'ouvriers à peu près anonymes ont, au prix de grandes peines, amélioré des méthodes et des instruments de travail qui s'amélioreront indéfiniment encore : Voilà la pauvre réalité.

De sorte que, si vous pouvez, Monsieur, presque impunément vous faire ouvrir le ventre — et c'est déjà cela ! — il n'y a pas encore beaucoup d'hommes capables de vous ouvrir bénignement le cœur ; et je n'en sais point qui soit de taille à vous greffer une moelle épinière ou à vous faire vivre sans cerveau : vous voyez bien qu'il reste quelque chose à faire en votre faveur.

Au reste, votre erreur n'a rien qui puisse surprendre. Il semble toujours aux hommes d'une époque donnée qu'ils ont poussé leur science au dernier point de perfection. Un chirurgien dont je ne sais plus le nom, et qui vivait vers 1800, déclarait que son art était parvenu à un tel degré d'excellence qu'il était impossible de concevoir qu'il put faire désormais quelque progrès. Cette assertion vous fait sourire ; soyez persuadé que votre croyance fera sourire nos successeurs, pour qui vos « miracles » actuels ne seront plus, je pense, que simples jeux d'enfants.

Pour moi, si vous exigez que je prenne des airs d'augure — mais quoi, je sais votre indulgence pour les divagations des prophètes en chambre ! — je vous dirai tout d'abord que je crois à l'avenir de la chirurgie, précisément parce qu'en dépit des progrès récents, le champ des perfectionnements à réaliser et des découvertes à faire est demeuré immense.

La meilleure façon de prédire l'avenir d'une science est, me paraît-il, de chercher à savoir quelles choses lui font défaut. Or, cela n'est point ici très difficile, et, si vous le voulez bien, je vous en montrerai quelques-unes.

En premier lieu, l'instrumentation. Tous les chirurgiens conviennent que notre outillage technique est ridiculement désuet. On a trouvé dans les ruines de Pompéi des pinces, des ciseaux, des curettes, qui ne feraient pas très mauvaise figure dans notre arsenal moderne, et nous croyons nonobstant avoir tout inventé. Nos trépans, nos cisailles, sont à faire rire un apprenti mécanicien. A peine commence-t-on à entrevoir l'utilisation de l'électricité comme moteur : lorsqu'il s'agit de découper du bois, on juge opportun d'employer la scie mécanique ; tandis que s'il est question d'un crâne ou d'une cuisse, les muscles de l'opérateur suffisent à actionner la lame. Sur ce point, Monsieur, je ne me compromettrai pas : je vous annonce pour un avenir prochain la réforme de cette instrumentation barbare.

Il n'est pas douteux non plus qu'il reste beaucoup à faire pour l'amélioration des procédés d'anesthésie. Nous ne connaissons qu'empiriquemeut les merveilleux effets du chloroforme et de l'éther, qui sont des poisons bienfaisants, mais des poisons tout de même, dont nous ne pouvons exactement mesurer les effets.

En même temps qu'ils effacent la douleur, ils abolissent la conscience, et il n'est pas étonnant que cette plongée dans l'inconnu donne à songer aux moins pusillanimes.

Déjà, des méthodes naissent, qui permettent au patient d'assister, lucide et intensible, à toutes les phases de son opération. Mais l'anesthésie rachidienne, obtenue par injection de solutions diverses autour de la moelle épinière — l'anesthésie régionale, qui, agissant sur un nerf supprime la douleur dans tout le territoire de distribution de ce nerf — l'anesthésie locale, directement provoquée sur un coin de tissus vivants par le contact même de la substance narcosante, cocaïne, ou autre — toutes ces méthodes sont encore à l'état de simples ébauches.

Encore, ce domaine-là, commence-t-on à l'explorer. Mais il en est d'autres qui nous restent jusqu'ici presque totalement fermés. Nous ne savons quasi rien de la chirurgie nerveuse. Nos trépanations, nos résections nous conduisent à la surface du cerveau et de la moelle, et là se borne notre action réelle. L'apoplexie, le ramollissement, l'embolie cérébrale, les formes innombrables de la folie, l'ataxie, la paralysie générale, et tant d'autres terribles maladies nerveuses et mentales échappent aujourd'hui à toute thérapeutique opératoire. Il y a là, à n'en pas douter, un champ immense offert à la chirurgie future.

Les opérations sur le cœur ne s'adressent encore qu'aux lésions traumatiques de l'organe : suture des plaies, extraction des projectiles. Quant aux maladies cardiaques spontanées, elles sont pour l'instant très au-dessus des ressources chirurgicales. Mais il n'est pas illogique de penser que la technique opératoire, dont les conquêtes ont empiété sans arrêt, durant ces vingt dernières années, sur le domaine de la médecine, sera opposée utilement un jour aux lésions du cœur.

Les greffes de tissus et d'organes, dont vous êtes si préoccupé, sont appelées, je crois, à révolutionner la chirurgie de l'avenir. Presque tout ce que nous avons acquis jusqu'ici dans ce domaine appartient encore à l'expérimentation : Je veux dire que les résultats futurs qu'on en peut attendre feront paraître assez insignifiantes les applications chirurgicales actuelles. Mais enfin les débuts promettent. Et il n'est pas fou d'espérer que l'heure est peut-être proche où l'on pourra pourvoir au remplacement d'un rein enlevé, ou d'un ovaire, ou même d'un segment de membre. Quelle vraie révolution, si le chirurgien, après avoir retranché tout ou partie d'un organe, devenait capable de lui substituer son équivalent !

Au fait, la chirurgie manifeste déjà les plus fermes *tendances conservatrices et réparatrices*. Pendant la guerre, vous ne l'ignorez pas, cet effort a abouti à des résultats admirables ; nous avons vu peu à peu diminuer le nombre des amputations, des résections, des ankyloses... Mais pour un grand nombre d'affections traitées en pratique civile, l'opération comporte un dur sacrifice : vous savez par exemple que certaines maladies de la femme ne peuvent être guéries qu'au prix d'une mutilation. Le progrès consistera moins, ici, à perfectionner les méthodes d'ablation de tel ou tel organe qu'à découvrir les moyens d'éviter cette ablation.

Dans le même ordre d'idées, je range la thérapeutique du cancer. Comme nous ignorons ce qu'est le cancer, le traitement que nous lui opposons est forcément précaire. Tout ce que nous pouvons tenter, c'est de retrancher la tumeur, avec, le plus souvent, l'organe sur lequel elle s'est développée : un cancer du sein, un cancer de l'œil, ne laissent des chances de survie que si le chirurgien extirpe largement et précocement l'œil ou le sein malade. Là encore, une mutilation grave est la rançon nécessaire — mais non toujours suffisante — du succès chirurgical.

C'est pourquoi je ne veux pas croire que les progrès à réaliser dans le traitement du cancer aient des chances d'être obtenus essentiellement par des améliorations de la technique opératoire : d'abord, parce que certaines tumeurs trop étendues ne laisseront jamais aucun espoir d'extirpation ; en second lieu, parce que les ablations les plus larges et les mieux conduites ne mettent pas toujours à l'abri de la récidive ; et enfin parce qu'une mutilation, quelles que soient les raisons qui l'imposent, n'est qu'un pis-aller. En attendant mieux, la chirurgie s'efforce, et avec raison, de perfectionner les opérations exigées par les tumeurs malignes ; mais ce n'est que du provisoire. Un jour ou l'autre, on connaîtra la nature et les causes du cancer, qui nous échappent totalement à à l'heure actuelle ; alors, vraisemblablement, la découverte des moyens de guérison ne se fera guère attendre ; car savoir en quoi consiste un mal, c'est presque posséder la certitude de le vaincre.

Quant à vous dire exactement quelles méthodes seront substituées à l'acte chirurgical, c'est de quoi je me sens fort incapable. La chimie, la physique, la biologie empièteront progressivement, je crois, sur le terrain opératoire ; peut-être s'agira-t-il simplement d'une intrication plus intime de ces divers éléments avec la chirurgie ; peut-être l'accaparement sera-t-il tel qu'il ne restera plus de place pour l'opération proprement dite. Et, puisque vous voulez mon opinion toute franche, je suis convaincu que dans moins d'un siècle les fibromes de l'utérus, les kystes de l'ovaire, et tous les cancers, pour ne citer que quelques exemples, échapperont à l'action du bistouri et relèveront de traitements conservateurs dont il est impossible de préciser actuellement la nature.

Les sciences physiques et naturelles nous réservent, vous n'en doutez pas, d'heureuses surprises, dont l'art de guérir ne peut manquer de bénéficier comme il a bénéficié déjà de la découverte du microscope et des rayons X, comme il a bénéficié des révélations de Pasteur. L'électricité, l'emploi de corps aujourd'hui aussi inconnus que l'était le radium il y a vingt ans, la chimie organique, la sérothérapie, et, plus sûrement encore, des éléments nouveaux que nous ne prévoyons même pas, restreindront peu à peu le champ des méthodes mutilantes.

J'espère même de tout cœur, avec beaucoup d'autres, qu'un jour viendra où la plupart des maladies dont je viens de vous parler seront, non pas supprimées sans doute de la surface de la terre, mais jugulées dans leur principe et réduites dans leur développement. C'est en la prophylaxie qu'il faut espérer, en cette prophylaxie qui prévoit le mal et l'étouffe à sa naissance même. Voyez ce que les médecins ont obtenu contre la fièvre typhoïde, le tétanos, la variole. Jadis, les armées en campagne étaient décimées par les épidémies, plus que par la mitraille ; nous ne voyons plus rien de tel. L'expérience de cette guerre a montré l'absolue valeur des mesures préventives générales, puisque depuis quatre ans aucune des grandes affections contagieuses si redoutées autrefois n'a pu se développer dans les foules entassées, mêlées, surmenées, qui nous viennent de tous les coins du monde.

En somme, je vois pour l'avenir deux possibilités ou plutôt deux probabilités très différentes : d'une part, une *extension* de la chirurgie, par des progrès d'instrumentation et de technique qui permettront d'aborder des organes jusqu'ici intangibles — d'autre part une *réduction*, par les empiètements successifs de la chimie, de la biologie, de la physique, ou de telle autre science encore inconnue de nous.

Il est à croire que ces deux tendances, quoique opposées, ne s'excluront pas, du moins pendant un certain temps ; tandis que la chirurgie accaparera, par exemple, les lésions des centres nerveux, elle sera repoussée du domaine de la tuberculose et du cancer qu'arriveront à dominer exclusivement la prophylaxie et la thérapeutique médicales. Ce que la chirurgie perdra d'un côté, elle le regagnera de l'autre durant une longue période de transition. Entre elle et les autres sciences, il n'y aura d'ailleurs pas lutte, mais collaboration toujours plus intime : nous commençons à nous en apercevoir, car il apparaît d'ores et déjà que l'extraordinaire évolution de la chirurgie au cours de la guerre actuelle a été, dans une très large mesure, subordonnée aux enseignements des laboratoires. De plus en plus, ceux qui cherchent à augmenter nos connaissances cliniques et techniques sont forcés de s'entourer de radiographes, de bactériologistes, de chimistes, d'électriciens. Cette tendance, l'avenir l'accentuera, lui donnera l'appui d'une organisation véritable. L'art chirurgical deviendra progressivement une science.

Et la chirurgie se grandira de tous les apports extérieurs, jusqu'au jour où ces apports seront si considérables qu'elle sera débordée et ensevelie par eux.

Et puisque cette affirmation, Monsieur, m'amène, après trop d'atermoiements, à une conclusion précise, voici ma prophétie : la chirurgie a devant elle un avenir brillant ; ses conquêtes seront facilitées par l'assistance que lui prêteront les autres sciences ; mais ces sciences, qui d'abord l'auront simplement étayée, l'envahiront peu à peu, et, par un mécanisme d'infiltration progressive, l'étoufferont, ou du moins ne lui laisseront qu'une place réduite. Il y aura un apogée, dont nous sommes infiniment éloignés encore, et il y aura un déclin, si l'on peut appeler ainsi la suppression d'actes brutaux et trop souvent mutilants.

Nous n'en sommes pas là encore. Le fer et le feu resteront durant des années, des siècles peut-être, nos seules armes contre certains maux. Notre devoir est de chercher à nous servir avec plus d'habileté, avec plus d'audace et plus de douceur aussi, de ces armes provisoires. Il reste, en cette pratique, une infinie quantité de détails à régler, de manœuvres à simplifier, de risques à réduire, et ce n'est point une œuvre indigne des efforts passionnés des générations qui nous suivront. Tant mieux si, plus tôt que nous ne le pensons, des méthodes nouvelles de guérison se substituent aux méthodes sanglantes ; mais jusque-là il faut nous accommoder de ce que nous possédons, comme des hommes à qui l'on a promis un palais magnifique sont, en attendant, fort heureux de s'abriter dans une masure, et d'y pouvoir accumuler toutes sortes de commodités, et d'y vivre le moins mal possible.

Cette œuvre d'aménagement intermédiaire est déjà

en bonne voie. Il est certes légitime d'attendre de l'avenir une mise au point plus parfaite des techniques, une connaissance plus étendue des possibilités thérapeutiques. Mais, dès aujourd'hui, la chirurgie a perdu son caractère d'art mystérieux et fermé : la simplification des actes opératoires, la codification des gestes, l'enseignement par l'image et le cinéma, accentueront sans aucun doute sa tendance à la diffusion. Il y a trente ans, les chirurgiens étaient bien moins nombreux qu'aujourd'hui, on ne voit aucune raison pour que cette progression s'arrête. Et dans peu de temps, on assistera à la constitution de centres opératoires dans les plus modestes bourgades.

Est-ce à dire que je croie à la démocratisation prochaine de la chirurgie et que le premier venu deviendra capable un jour de se servir d'un bistouri ? Je ne le pense pas. Les talents se manifesteront plus facilement, plus de débouchés seront offerts. Pour m'exprimer d'une façon grossière, le nombre des places à prendre augmentera sûrement. Mais je demeure convaincu que la chirurgie, en dépit de toutes les vulgarisations imaginables, restera entre les mains d'une élite : Car, à mesure qu'apparaîtront des facilités opératoires nouvelles, nous exigerons davantage des opérateurs ; et, d'autre part, il faudra toujours, pour exercer utilement la chirurgie, un ensemble de qualités non pas supérieures, mais très spéciales, qui ne se trouvent que rarement réunies chez un homme.

J'arrête là, Monsieur, ces prédictions dont vous serez, je le crains, un peu déçu. Vous auriez préféré, vraisemblablement, que je vous étonnasse de quelque grande machine future, capable de vous saisir, de vous extirper en un clin d'œil et sans douleur un organe, de vous remettre à neuf pour des années, et de vous poser souriant sur le sol. Votre admiration quelque peu superstitieuse en eût été grandie. Mais, croyez-m'en, l'état actuel de la chirurgie contient pour l'avenir des promesses sérieuses qui valent toutes les fantasmagories. Si radicales que soient les évolutions futures, elles n'apparaîtront jamais que comme les conséquences très naturelles de faits très naturels, et ne participeront pas de ces forces mystérieuses et d'ailleurs fort vagues que vous semblez voir à leur actuelle origine. D'autre part, l'austère gravité des questions que soulève la destinée d'une science est peu compatible avec la fantaisie de l'imagination et de la pensée ; et c'est pourquoi j'en ai été réduit, par instants, à adopter un ton peut-être sévère et à coup sûr pédant : la faute n'en est pas à moi, qui me tire d'affaire comme je peux, mais à vous, qui voulez être entretenu d'un sujet où le badinage n'est point de mise.

Je réclame votre indulgence pour cette trop longue lettre, et vous prie, Monsieur, d'agréer, etc.

CHAPITRE VII

LA FAUSSE ORIGINALITÉ

Il est, sur la terre, plusieurs centaines de chirurgiens que hante le désir d'inventer et de créer, et qui chaque soir, devant une feuille de papier vierge, s'efforcent d'extirper d'eux-mêmes quelque idée neuve, quelque conception non encore fripée par ses passages successifs de bouquin en bouquin et d'article en article : Dure besogne, qui cause bien des migraines, et que couronne le plus souvent, faute de mieux, cette constatation désabusée que « tout a été dit »...

Mais, enfin, voici poindre une idée ; nous la tenons ; nous ne la lâcherons plus. Il faut du nouveau ; assez de mises au point, de statistiques, de travaux bien ordonnés et bien sages, de devoirs de bons élèves. Cette fois, cela va changer : car, grâce à Dieu, ce que nous tenons là, c'est une « idée originale » !

Hélas ! combien sont viables, de ces « idées originales », enfantées dans la douleur !

Certes, le mobile de pareilles tentatives n'est pas toujours inavouable, bien au contraire. Je suis sûr que la plupart de ceux qui se battent ainsi les flancs n'ont pas en vue un intérêt matériel ; un sentiment plus noble les domine, qui est l'ambition de se survivre dans une œuvre : S'il faut que tout effort durable soit soutenu par une passion, quelle passion plus digne de respect|que le désir, même naïvement affiché, même impuissant, de la gloire scientifique !

Seulement, ce n'est pas toujours, à proprement parler, le désir de la gloire. Ce n'est quelquefois que besoin d'attirer l'attention et de faire figure dans le monde. En chirurgie comme ailleurs, la compilation ne rend plus, ou rend trop peu ; tout le monde publie, tout le monde commente, tout le monde épilogue ; on use trop de papier, l'imprimé se galvaude. Pour étonner, il devient nécessaire de sortir du troupeau, de se faire soi-même pasteur : ce ne sont pas les moutons qui manquent, le tout est de savoir prendre une houlette...

Or, il faut souvent les plaindre, les pauvres gens qui se fouaillent ainsi et se mettent à la torture dans l'espoir de s'élever au-dessus des médiocres : car tous ne le font pas de gaîté de cœur. Qui saura jamais quels dégoûts cachent de telles agitations ? Mais comment les éviter ? En chirurgie, il y a lutte ouverte ; ne pas monter, c'est déchoir : un biologiste, un chimiste, ont le droit de poursuivre pendant des années, au fond de leur laboratoire, la solution de quelque obscur problème ; le chirurgien, homme public, est condamné, lui, au tour de force à perpétuité ; il est sur une estrade ; qu'il souffle un instant, et voilà les applaudissements accaparés par un camarade, plus solide de coffre.

D'autres, plus respectables infiniment, apportent dans l'élaboration de l'idée fausse une bonne foi qui désarmerait, si elle n'était plus dangereuse encore que l'imposture elle-même. Ils voient ou interprètent mal, mais comment concevraient-ils leur erreur, alors qu'une force les soulève, où il y a de l'enthousiasme désintéressé, de l'orgueil encore timide, de l'espoir, du désir tremblant ! Et la pureté même de leur conscience devient une force néfaste, car rien plus que la passion vraie n'émeut et n'entraîne et ne persuade.

** **

Il y a bien des moyens de donner, en chirurgie l'illusion de l'originalité.

Le plus simple consiste à fouiller des vieux bouquins, à en exhumer quelque théorie décrépite, très oubliée de préférence, à laquelle on insuffle un renouveau de vie en la retapant au goût du jour. Cela, c'est l'enfance de l'art. On recommande pour ce petit exercice, capable tout comme un autre de produire son effet, les livres d'Ambroise Paré, de Louis, de J.-L. Petit. Le même procédé est fort utilisé en littérature par les auteurs à court d'imagination, qui vous servent Don Quichotte en jaquette et haut de forme, et Panurge en pyjama.

Un peu plus haut dans la série, voici des hommes qui méprisent le plagiat ; ils ont mieux dans leur sac. Leur truc se réduit — mais quoi, il fallait y penser ! — à attribuer une énorme importance à un fait généralement considéré comme insignifiant. L'un fait remonter toutes les maladies des os, toutes les malformations, toutes les coxalgies, toutes les tuberculoses, à l'évolution des dents ; l'autre trouve dans le nez seul (oui, dans le nez, je n'invente rien) la cause des pires calamités capables d'affliger le corps ; et ce dernier clame bien haut que l'appendicite est la punition de ceux qui se rongent les ongles. Cela n'a l'air de rien ? Il n'en faut pourtant pas plus pour classer un chirurgien, ou pour faire parler de lui. Qu'on le critique, qu'on l'admire, qu'on le bafoue, il n'en reste pas moins l'homme aux dents — ou l'homme aux ongles — ou l'homme aux nez.

Ce qui est moins commode, c'est de trouver quelque chose de vraiment neuf. Et encore faut-il distinguer entre les diverses sortes d'inventions. Il y a peu de chirurgiens capables de découvrir, dans le domaine théorique général, des idées réellement originales, que ces idées soient d'ailleurs justes ou fausses. Le bon sens, l'intuition clinique, l'esprit d'observation n'y suffisent pas ; il faut en outre une certaine envergure, permettant de s'élever au-dessus des petits faits et des détails, de n'être pas aveuglé par eux, et de voir dans leurs aspects et leurs rapports généraux un très grand nombre de choses. Il est des capitaines qui brillent à la tête d'unités médiocres, mais que dépasse la conception stratégique nécessaire au maniement des grandes masses. De même, beaucoup de savants excellent à décrire telle cellule, telle propriété du périoste, par exemple, mais il faut le génie d'Ollier pour synthétiser ces constatations et fonder sur elles la théorie de la chirurgie osseuse moderne. Et, même dans les cas où l'idée est fausse, elle n'en porte pas moins l'empreinte du grand cerveau qui l'a conçue : Combien sont capables de se tromper comme s'est trompé Virchow ?

Ce sont là des domaines réservés à une élite. Aussi, plus modestement, la plupart des chercheurs abandonnent-ils les grands concepts, et s'en tiennent-ils aux faits concrets. L'un décrit un signe clinique nouveau, le cherche partout, le voit partout, le met en valeur, en boursoufle l'importance, satisfait si l'on en arrive un jour à parler du « signe d'un tel ».

D'autres proposent des techniques opératoires, ou des modifications de technique ; et c'est, parfois, un délire d'élucubrations saugrenues, d'inventions à faire frémir : les Allemands par exemple, on peut l'affirmer en dehors de tout chauvinisme, affichent dans cet ordre d'idées un odieux mépris de la vie humaine. Quand on lit la description de telle opération pratiquée par eux sur le vivant (je rappelle, par exemple, le traitement de l'hydrocéphalie par l'implantation d'un segment de saphéne dans un sinus veineux d'une part et un ventricule cérébral d'autre part) on croit assister à des jeux cruels de carabins. — Ou bien, inversement, ce sont de puériles, d'inoffensives modifications, des incisions de droite à gauche remplaçant les incisions de gauche à droite...

Rien de tout cela n'est bien difficile à imaginer. Mais le vrai pays de Cocagne pour les chirurgiens en mal d'inventions, c'est à coup sûr l'arsenal des instruments. Je ne sais s'il y a sur la terre un seul opérateur qui n'ait jamais conçu une pince, un porte-aiguille, une valve, une scie rotatoire, un trocart... Le champ est vaste et il n'est pas nécessaire ici de posséder de grandes qualités d'esprit ; l'ingéniosité, la patience, sont surtout requises, ce qui ne veut pas dire qu'elles suffisent toujours.

*
* *

Les faux originaux sont généralement sincères, du moins ils arrivent à le croire. La sincérité vient peu à peu, par suggestion, si elle n'a toujours existé ! Au début, les enthousiastes eux-mêmes ont des doutes ; mais la prudence et l'esprit critique perdent bientôt tout pouvoir sur leur esprit. Quant aux ambitieux, aux légers, à ceux qui ne voient en l'idée proposée qu'un moyen de se distinguer dans le monde, ils sont naturellement sceptiques, mais pour un temps : car il n'est point rare qu'ils arrivent à se leurrer et à se convaincre eux-mêmes avant d'avoir leurré et convaincu les autres.

Cette évolution habituelle est le fait d'une tendance très générale de l'esprit, toujours disposé à retrouver en toutes choses l'image des objets dont il est occupé. Léonard de Vinci raconte qu'aux époques où il était uniquement préoccupé de dessin, il prenait souvent pour modèles de visages humains le contour d'un nuage ou les lignes formées sur un mur par un suintement humide. Pour un enfant à qui on a fait un conte, le même nuage, la même tâche figurent des monstres ; et Bouvard et Pécuchet songent, eux, à leur collection...

Le chirurgien qui a découvert un symptôme ou un mal nouveau et qui pendant un certain temps ne s'est pas pris au sérieux, subit la suggestion plus facilement que tout autre, d'abord parce que ce changement de point de vue le flatte et lui rend sa propre estime, ensuite parce qu'il ne manque jamais de se produire un fait ou un ensemble de faits qui semblent lui donner raison. Il a commencé par ricaner ; mais son esprit est, malgré tout, si tendu vers la notion nouvelle, qu'il aspire, de façon inconsciente, à la retrouver dans les objets et les circonstances qui tombent sous son observation. Bientôt, il murmure : « qui sait ? » Dès lors, de bonne foi, il découvre partout et sans discernement des arguments qui confirment la conception première. S'il est possible d'apercevoir une face humaine sur le disque de la lune ou dans les masses fuyantes des nuées, combien n'est-il pas plus aisé encore de retrouver une symptôme dans l'aspect toujours trouble et mouvant des tableaux cliniques ! Tout ce qui peut apporter un appui à sa thèse, l'inventeur le retient et le met en lumière, tandis qu'il repousse ou refuse de voir les éléments beaucoup plus nombreux qui lui sont un démenti. Et il en arrive à un état de quiétude sincère, de facilité confiante, qui l'éloigne sans doute de la malhonnêteté, mais bien plus encore de l'esprit scientifique véritable : L'orgueil a pris le pas sur l'ambition.

Il faut toute la vigueur d'une conviction véritable pour jouer longtemps un rôle. Un menteur ne trouve pas indéfiniment l'accent de la vérité, et les inventeurs d'idées, d'opérations et de systèmes ne résisteraient pas à la contradiction s'ils n'avaient, en fin de compte, un peu de foi. Mais c'est précisément la contradiction qui augmente leur force ; ils se butent et s'entêtent d'autant plus qu'on les attaque davantage, et finissent par imaginer qu'ils sont l'objet d'une persécution, opinion que confirment les approbations de ceux qu'ils ont trompés et qui marchent à leur suite.

*
* *

Il est presque fatal, en effet, que les faux inventeurs, les faux originaux, les faux savants, trouvent des partisans et même des zélateurs. S'ils ont des élèves, les idées du maître sont acceptées sans examen par le clan, et soutenues avec plus de fougue dogmatique que par le maître en personne. A défaut d'élèves, une partie du public impartial se déclare, de bonne foi, pour la thèse novatrice : car il est bien difficile de juger, en des matières où la façon de présenter les choses et l'ardeur qu'on emploie à les soutenir semblent acquérir plus d'importance que ces choses elles-mêmes. La vraisemblance, a dit quelqu'un, revêt bien souvent la livrée de la vérité, et en chirurgie il faut, presque toujours, se contenter de vraisemblances. Les arguments accumulés par l'auteur, la sélection arbitraire des faits, les déformations qu'il fait subir aux phénomènes pour les forcer à rentrer dans le cadre de sa conception, tout cela est élaboré dans l'ombre et doit échapper pour une grande part à la critique. Du côté des auditeurs et des lecteurs, l'amour de ce qui est nouveau et quelquefois un goût inné du paradoxe, suffisent à faire le reste : l'idée fausse commence à exercer son action néfaste.

Pas longtemps, par bonheur, car le bon sens anonyme et les faits eux-mêmes éliminent les mauvaises méthodes beaucoup plus rapidement et sûrement que ne le pourraient faire toutes les discussions scientifiques. On se demande, un beau jour, pourquoi l'on n'entend plus parler de cette doctrine qui fit tant de bruit l'an dernier ; on n'avait pas réussi à la tuer ; elle n'a pas tardé à mourir, cependant, de sa belle mort. Personne ne songe plus à elle. Quant à l'auteur, il est ordinairement absous d'avance ; il devient « un esprit curieux, intéressant même dans ses erreurs... pas banal en tous cas... » On finit par ne plus penser au mal qu'il a fait, à la responsabilité qu'il porte ; et c'est peut-être justice, car, à voir les choses de plus haut, une règle fatale veut que la moindre découverte ait pour prix une suite de tâtonnements et d'aberrations. Le faux inventeur a pu exercer momentanément une influence funeste ; mais son erreur même, en se découvrant tôt ou tard comme telle, prépare les voies de la vérité.

Il est plus facile d'éviter personnellement la fausse originalité que de la reconnaître chez les autres.

Au chercheur lui-même suffisent l'honnêteté et la discipline scientifiques ; il est vrai que, de ces deux conditions, la seconde est assez rarement réalisée ; des chirurgiens, hommes d'honneur et dignes de grand respect, se laissent souvent aller à une sorte de complaisance qui les empêche de juger leurs travaux avec toute la rigueur nécessaire. Ils ne transigent pas avec leur conscience, mais cette conscience est, si l'on peut dire, trop molle ; leur esprit critique n'est pas à la hauteur de leur moralité. Il leur manque cette clairvoyance supérieure qui n'admet auprès d'elle ni préjugés, ni passion, ni désir, ni même amour de la vérité trop violent et trop sentimal.

Mais c'est bien autre chose encore de juger la valeur de l'originalité d'autrui. Sans doute, il y a l'expérience ; mais reste à savoir si on a le droit d'y recourir : car l'enjeu, ici, c'est la vie humaine. Tout ce que l'on peut dire, c'est qu'il faut se défier des novateurs trop ardents, parce que l'erreur a le plus souvent besoin des passions pour arriver à dominer les esprits. L'orgueil surtout apparaît comme la grande cause des erreurs scientifiques. Il est possible qu'un chirurgien orgueilleux ait de grandes idées, et des idées justes ; mais il n'est pas possible qu'on accueille ces idées sans leur faire subir un examen rigoureux.

Le vrai, le grand critérium de l'originalité chirurgicale, c'est le temps. Les fausses conceptions ne tardent guère à s'effondrer, les mauvaises techniques à périr dans l'oubli. Pour qu'une idée, une méthode, ou seulement un modeste procédé opératoire arrivent à subsister, il faut que cette idée, ce procédé, cette méthode soient légitimes, ou contiennent au moins une part de vérité. Et cela, peut-être, donne un sens nouveau à cette remarque profonde que « les vrais créateurs ne sont pas ceux qui trouvent, mais ceux qui font vivre. »

CHAPITRE VIII

L'ABUS DES CHIFFRES

L'influence de la science allemande s'est exercée pesamment, depuis une vingtaine d'années sur la chirurgie française, et il n'est pas nécessaire d'être chauvin pour croire que cette influence, dans son ensemble, n'a pas été très heureuse.

Autrefois, les chirurgiens, infiniment moins nombreux qu'aujourd'hui, gardaient une indépendance relative ; les « écoles », éloignées les unes des autres, vivaient et évoluaient pour leur propre compte ; l'enseignement des chefs était au plus haut point personnel, chacun des maîtres imposant à ses élèves, par le prestige de son passé et de son expérience acquise, ses opinions, ses tendances et ses méthodes ; il lui était permis d'agir à sa guise, de se transformer selon les actions multiples de l'observation et du hasard, de modifier à son gré ses techniques ; la pratique de la chirurgie était encore très individuelle.

Mais à partir du moment où le champ s'en est élargi, où les opérateurs n'ont plus été des hommes mystérieux, où leur art s'est vulgarisé, le particularisme ancien a disparu. Tout ce qu'on invente, tout ce qu'on écrit, appartient désormais à un fonds commun, et un maître, si grand soit-il, est forcé de compter avec l'opinion d'un public toujours plus nombreux et plus compétent, et ne peut plus agir seul. Il s'est produit ici un fait pareil à celui qui a transformé la vie militaire : tel capitaine, capable de se distinguer isolément dans un combat de l'époque napoléonienne, ne serait plus, dans la masse armée actuelle, qu'un soldat perdu, parcelle du grand organisme qui l'entraîne. De même, l'importance des chirurgiens diminue à mesure qu'augmente l'importance de la chirurgie.

Mise en commun des acquisitions, contrôle mutuel, et par suite abaissement du rôle de la fantaisie ou de l'instinct, tout cela apparaissait comme nécessaire devant l'énormité croissante de la tâche à accomplir. D'autre part, l'accumulation des matériaux à exploiter a imposé l'idée que des méthodes générales d'étude devenaient indispensables.

Et c'est à ce moment que les chirurgiens ont tourné les yeux vers les Allemands, dont on ne peut contester les facultés, secondaires peut-être, mais non pas insignifiantes, d'ordre et d'organisation.

Or, il faut croire qu'il y a une part de vérité dans l'opinion vulgaire qui attribue à nos ennemis des besoins très différents des nôtres. Ce qui leur convient peut ne pas nous convenir. Peut-être leur science tire-t-elle des avantages de l'étroite méthode qu'ils appliquent à tout et qui leur a donné des résultats hors de proportion avec l'originalité et la valeur de leurs hommes. Mais on peut espérer que ces procédés, si contraires à toute spontanéité, n'acquerront pas chez nous droit de cité définitif, ou plutôt que nous ne serons pas obligés de nous en contenter un jour : car, s'ils ont le mérite de hausser une moyenne ils nuisent aux manifestations du talent et du génie véritables.

Ce sont les Allemands qui nous ont communiqué l'habitude fâcheuse d'abuser des chiffres et d'appliquer à des faits naturellement instables et mobiles des formules mathématiques. Eux seuls sont capables de pousser avec un impertubable sérieux cette rigueur à son extrême limite. Mais c'est déjà beaucoup trop que nous les suivions de loin dans cette voie.

Veut-on un exemple de la naïveté avec laquelle les Allemands prétendent fixer l'efficacité d'une opération ? Un chirurgien notoire d'Outre-Rhin, Wertheim, s'est spécialisé dans l'opération du cancer de l'utérus. Il s'agit de savoir quelle est la proportion des résultats durables (désignée par la lettre D), c'est-à-dire des survies de cinq ans au moins. Wertheim établit ses calculs sur 250 malades opérées par lui. Sur ces 250 malades, 63 ont succombé à l'intervention, 3 sont mortes d'affections accidentelles ; il en reste donc 184. Sur ces 184 survivantes, 106 demeurent sans récidive après la cinquième année. D'où il tire : $\dfrac{D}{100} = \dfrac{106}{184}$, c'est-à-dire D = 57, 6 o/o.

Voilà qui est fort bien. Mais un autre chirurgien, nommé Waldstein, fait observer que l'on n'a tenu compte, dans cette formule, ni des malades qui n'ont pu subir l'opération (l'opérabilité est désignée par la lettre O), ni de la mortalité immédiate (M). Et « l'absolue guérison » (A) est ainsi fixée :

$$A = \frac{O \times D}{100} \times \frac{100 - M}{100}$$

Et cette formule, appliquée aux résultats obtenus par Wertheim, donne :

$$A = \frac{43,2 \times 57,6 \times (100 - 25,2)}{10.000}$$

Faites le calcul, et vous verrez que la proportion des guérisons tombe de 57,6 à 18,6 o/o.

Et voilà les exemples que l'on voudrait nous faire suivre ! Et l'on n'a pas deviné que toute cette pédanterie facilitait tous les truquages ! Et l'on a cru que ces gens-là ne pouvaient pas ne pas être « sérieux » !

Nous avons, heureusement, le sens du ridicule, et il est peu à craindre que nous en arrivions à ce degré de candeur. Tout cela n'existe encore chez nous qu'à l'état de tendance, mais cette tendance s'accentue depuis quelques années. Est-ce un bien ?

Ce n'est sûrement pas un bien ; mais c'est peut-être un mal inévitable. Trop de gens aujourd'hui parlent à la fois pour qu'on puisse s'entendre si l'attention n'est pas retenue par des faits précis. Nous ne nous contentons plus d'impressions vagues ou d'affirmations, nous exigeons des preuves ; or, les chiffres, pour les esprits simplistes, tiennent lieu d'arguments. Il faut reconnaître d'ailleurs qu'en d'exceptionnelles circonstances la démonstration par les nombres peut être irréfutable : imaginez qu'un chirurgien scrupuleux fasse devant une société la déclaration suivante : « J'ai traité par une méthode nouvelle cinquante tumeurs du cerveau, réputées incurables ; les cinquante opérés sont vivants et guéris, et je vais avoir l'honneur de vous les présenter. » Voilà ce qui s'appellerait parler chiffres. Mais tous les gens de métier savent bien que j'ai raison quand je prétends qu'il n'en est pour ainsi dire jamais ainsi, que les statistiques opposées se balancent, que l'une ne compte pas ceci et l'autre pas cela, que la première n'est pas assez épurée et que la seconde l'est trop...

Voulez-vous des exemples ? Il n'en manque pas. Il existe un accident grave, nommé la rupture tubaire. Faut-il opérer immédiatement ? Les uns disent oui, d'autres non. Pour résoudre le problème, il s'agit de savoir ce que deviennent les femmes non laparotomisées : Eh bien, la statistique de M. Cestan, partisan de l'opération, donne le chiffre énorme de 85,8 o/o de morts, tandis que celle de Simpson et Hunter Robb, partisans de l'abstention, réduit la mortalité à 5 o/o. Allez donc vous faire une opinion là-dessus !...

De fait, les chiffres ne sont que des armes dangereuses mises entre les mains de ceux qui veulent soutenir une opinion préconçue. Je n'incrimine point la bonne foi des chirurgiens, et je crois, bien au contraire, que la plupart des statistiques sont scrupuleusement établies. Mais je prétends qu'il est impossible à la faiblesse humaine d'écarter certaines causes d'erreur : il est trop facile, en des appréciations aussi délicates, de s'abuser soi-même ; un homme, malgré toute sa loyauté, voit mal ou ne voit pas ce qu'il a intérêt à ne pas voir : « Ce cas-ci ne compte pas, parce qu'une pneumonie est venue tout gâter ; celui-ci ne compte pas, parce que... » Et que dire de ces statistiques, parfaitement irréprochables d'ailleurs, qui partent du premier février et se terminent au trente octobre ? Vous ne voudriez pas, n'est-il pas vrai, être l'opéré du 31 janvier ou celui du 1er novembre !

Si les chiffres avaient la valeur qu'on leur attribue, nulle discussion ne serait plus possible. Chacun, à l'appui de son opinion ou de sa méthode, produirait un pourcentage, et il ne serait même pas nécessaire de faire un choix : il n'y aurait plus qu'à constater. Pourquoi donc les chirurgiens qui abusent le plus des chiffres refusent-ils si souvent — avec quelle raison ! — de s'incliner devant les chiffres des autres ? Parce qu'ils savent bien que les chiffres ne valent que par la personnalité même de celui qui les apporte, par sa conscience, ses facultés d'observation, son jugement. Et en définitive, ce n'est plus un nombre que l'on apprécie, mais un homme. Que les précisions fournies par cet homme-là aient une valeur, je ne le conteste point ; mais je prétends que lui-même passe avant sa formule.

Voyez ce qui s'est produit, au cours de la guerre, pour les plaies de l'abdomen : au début de la campagne, il était convenu qu'il n'y fallait point toucher. Mais bientôt les résultats facheux de l'abstention ont frappé l'esprit de quelques chirurgiens, qui se sont mis, en conséquence, à pratiquer l'opération de la laparotomie : ils ont eu des succès, ils ont eu des échecs ; leurs résultats ont été présentés à la Société de chirurgie qui les a longuement analysés, triés, commentés... La discussion s'est terminée par un accord à peu près général, reconnaissant la nécessité de l'opération aussi précoce que possible. Force statistiques avaient été fournies, et l'on pourrait croire que la conviction a été déterminée par des pourcentages. Ce serait s'en tenir à des apparences. Les uns se sont décidés parce que leur instinct s'était révolté sourdement déjà contre la doctrine absurde de l'abstention, d'autres parce que le rapporteur de la question inspirait une confiance générale, et que sa parole avait assez d'autorité pour que l'on se fiât aveuglément à lui, d'autres enfin parce qu'ils avaient été, de-ci, delà, et plus ou moins consciemment, frappés par quelques exemples... Chacune de ces circonstances suffit à étayer une croyance : quant aux chiffres, tant mieux si de surcroît ils viennent à la rescousse ! Les chirurgiens donc, à l'heure actuelle, opèrent les blessés du ventre, et on se demande quelle aberration a pu, au début de la guerre, les empêcher de commencer plus tôt.

Ils n'ont, du moins, pas tardé à suivre les conseils de la Société de Chirurgie ; le déclanchement a été immédiat. A cause des chiffres produits ? On n'a jamais vu une abstraction ou un chiffre opérer un revirement instantané. La vérité, c'est que, avant même d'avoir une statistique, les chirurgiens sentaient bien qu'il ne fallait pas se fier au dogme officiel de l'inefficacité opératoire ; ils devinaient d'avance qu'ils pourraient, en intervenant chirurgicalement, sauver des vies jusque-là sacrifiées ; ils n'attendaient qu'un signal, ou plutôt une autorisation ; et les chiffres publiés ont représenté beaucoup moins des démonstrations que des prétextes attendus de tous.

En matière de chirurgie, le sentiment, qu'on le veuille ou non, persiste et même domine. Tous les souvenirs, toutes les émotions, toutes les surprises heureuses et toutes les déceptions s'amalgament pour constituer une opinion totale. Comment demander à un homme de justifier par des preuves palpables son état d'esprit, qui n'est que la résultante de mouvements dont lui-même a perdu conscience ! Et comment, d'autre part, se fier à des nombres, si nous songeons qu'un seul fait peut contenir plus de valeur démonstrative que dix, que cent autres faits qui le contredisent ?

Nous ne pouvons plus, comme nos prédécesseurs, nous contenter d'impressions vagues, et d'affirmations souvent gratuites ; il nous faut des faits précis ; mais avant de *compter* ces faits précis, il faudrait en extraire et en peser la signification ; un alignement d'observations recueillies au hasard ne signifie rien, et ne vaudra jamais une observation intelligente.

*
* *

L'abus des chiffres contribue à rendre plus pénible la lecture des publications chirurgicales, souvent inquiétantes déjà par leurs dimensions excessives. Les écrits techniques étaient autrefois moins rebutants. Je ne demande pas qu'on en revienne à l'aimable simplicité de nos prédécesseurs ; c'est impossible : les chiffres ont droit désormais à une place dans les travaux chirurgicaux. Je souhaite seulement qu'on les laisse à cette place, qui est de second rang.

CHAPITRE IX

L'APPRENTISSAGE TECHNIQUE

Quelques années avant la guerre, je causais avec un chirurgien dont la discrétion m'oblige à taire le nom et la nationalité. Je questionnai : « Si votre pays, comme on le craint, est attaqué par ses ennémis, aurez-vous assez de chirurgiens de carrière, de vrais chirurgiens, pour satisfaire à la fois aux besoins de votre armée et de votre population civile ? »

Le sourire, à peine perceptible, que ne put réprimer mon courtois interlocuteur, marqua la naïveté de ma demande : pareil problème (ce fut pour moi le sentiment subit de notre petitesse) a pu inquiéter un pays dépourvu d'organisation comme le nôtre ; mais le sien... Et, son impassibilité reconquise, mon compagnon déclara : « Assez de chirurgiens ? Oh, je crois bien... et même de reste... ! Songez donc que notre seul collège de la ville de X... en forme *deux cents* chaque année ! »

Deux cents, en effet, ce n'est pas mal. C'est même beaucoup. Et de nouveau je trouvai que la France, décidément, avait du bon !

.*
* *

La période d'apprentissage est critique pour tout chirurgien. L'avenir dépend, en grande partie, du bonheur des débuts ; beaucoup se cassent le cou au départ. Car il faut se décider à marcher, alors que l'on ignore encore si l'on saura se tenir debout ; il faut se risquer parmi des dangers innombrables, alors qu'on ne s'est pas donné à soi-même des preuves de courage et de fermeté. Ce peut être le triomphe, la subite révélation de la puissance, ou l'effondrement, dans la honte et le remords d'un essai néfaste. J'imagine que les élèves-pilotes, lorsque pour la première fois ils détachent du sol leur avion, doivent éprouver une pareille angoisse...

Combien de carrières brisées, combien de vocations anéanties par une fatalité initiale ! Et c'est souvent douloureux et tragique...

Je connais un médecin qui suscita, dans sa jeunesse, certains espoirs ; il n'était alors qu'interne : mais ouvert, d'intelligence primesautière, adroit et souple, il possédait tout l'ensemble de qualités diverses exigées par cette chirurgie qu'il aimait naïvement et passionnément ; des maîtres l'encouragèrent, ses condisciples l'admiraient.

Un jour, en l'absence du chef de service, il fut obligé de prendre le bistouri pour opérer d'extrême-urgence un malade. Ce n'était pas sa première intervention, certes, mais les autres fois le « patron » était là, qui le guidait et détournait de lui la peur. Comme il fallait agir sans retard — une hernie étranglée, de forme très grave — il n'hésita point, demanda seulement l'assistance d'un camarade plus âgé. Au reste, dès le premier coup de bistouri, comme il arrive souvent, toute émotion disparue...

Son visage montra une joie naïve quand, assez rapidement, il eut levé l'obstacle : la vie sauve pour le patient ! Le jeune chirurgien admirait sans orgueil la beauté de son œuvre, un enthousiasme le soulevait... Mais, aux derniers moments, ce fut, son aiguille à suture ayant eu une « échappée », l'accident brutal, que n'évitent pas toujours les chirurgiens les plus habiles : la pointe aiguë avait ouvert une énorme veine. L'interne, affolé, tamponna, comprima la plaie, mais le sang débordait, en un incoercible flot noir. Une maladresse, sans aucun doute, et qui peut coûter cher... Il fallut lier la veine ouverte : ce dont se chargea l'aide, car l'opérateur lui-même, hébété, les yeux fixes, semblait privé de toute raison.

Pendant les journées qui suivirent, il ne quitta pas l'opéré ; il eut l'horreur de voir le membre bleuir, se tuméfier, devenir insensible. Un accablement morne, où survivait malgré tout une folle espérance, le tenait prostré auprès du lit. Quand il fallut faire l'amputation, il sembla reprendre conscience, et ce fut un débordement de désespoir. En vain le Maître invoqua-t-il des exemples d'accidents semblables, en vain prodigua-t-il les paroles d'apaisement. L'idée du crime s'imposait au jeune homme : crime involontaire... impardonnable pourtant, puisqu'il révélait après coup la présomption et l'orgueil détestable de son acte.

Par un nouveau malheur, l'opéré succomba. « Un assassin »... « Je suis un assassin ! » Il fallut que ses amis veillassent sur l'interne, qu'obsédaient de sombres visions. Avec le temps, cependant, ses remords s'apaisèrent. Mais il ne consentit jamais à reprendre un bistouri, et maintenant il exerce la médecine dans un village perdu des Alpes.

De pareilles catastrophes, heureusement, sont rares. Il n'en faut point tant, d'ailleurs, pour troubler les débutants : beaucoup sont impressionnés par des incidents en réalité minimes, mais que leur inexpérience dramatise d'une façon telle qu'ils en restent marqués pour toute leur vie. De là leur vient une inquiétude vague, une timidité qui longtemps étrique leurs conceptions et leurs gestes, et que n'arrivent pas complètement à vaincre les suggestions heureuses du succès.

D'autres, soit que des impulsions leur révèlent d'emblée leur vraie force, soit que d'heureux hasards dans les débuts aient exalté leur verve, montrent une audace excessive. Il leur manque une certaine faculté d'apprécier le danger, et il n'est point rare que, plus tard, songeant à la témérité de leurs premiers essais, ils éprouvent un rétrospectif étonnement. Et ce courage n'a rien à voir avec les autres formes de courage. J'ai eu pour camarade dans les hôpitaux un jeune docteur, instruit, habile, qui a toujours refusé, par scrupule ou défiance, d'exécuter lui-même, quand il n'y avait pas de nécessité pressante, la moindre opération. Or, il est devenu, depuis, un de nos meilleurs aviateurs, montrant en diverses circonstances une adresse et une audace calmes qui, bien avant la guerre, le mettaient hors pair parmi les grands pilotes.

On conçoit que les débuts d'un chirurgien posent un terrible problème : il faut qu'il commence, un jour ou l'autre, à tenir dans ses mains encore inexpertes la vie d'un être humain. Par bonheur, cela ne

vient pas d'un seul coup, et en France particulièrement l'apprentissage technique est réalisé avec une
intelligente progression. L'institution de l'internat a
rendu, à cet égard, d'inappréciables services. L'enseignement théorique, sur le cadavre, de la médecine
opératoire, même s'il était moins désuet, ne suffirait
pas à former des chirurgiens. Dans une salle d'opérations, au contraire, l'interne, d'abord simple assis-
tant, observe et s'instruit sans pouvoir nuire, participe aux interventions sans en avoir la responsabilité,
s'assimile les grandes règles générales, se discipline...
Plus tard, s'il opère lui-même, c'est en commence-
çant par les cas les plus simples, sous la direction et
avec l'aide du maître. Il n'est livré à lui que progressivement. Comme un enfant qui apprend à nager, il
se sent soutenu par une main solide; puis, peu à peu,
la pression s'affaiblit, n'est plus qu'un imperceptible
contact ; enfin, tout à coup, plus rien... Et alors, bien
souvent, c'est la noyade !

Car c'est là véritablement l'instant solennel. Beaucoup, tant qu'ils perçoivent à leur portée l'aise possible, tant qu'ils sont reliés, fut-ce par le lien le plus
ténu, à une volonté étrangère, coordonnent leurs
mouvements et conservent une entière lucidité. Mais,
ce lien rompu, tout s'obscurcit pour eux, ils s'affolent
et se perdent. Ils arrivent parfois à se reprendre, à
trouver un équilibre ; ou bien ils renoncent, épou-
vantés par le sentiment de la responsabilité qu'ils en-
courent.

Que de tels scrupules soient si fréquents, c'est
l'honneur de la chirurgie française. Une faute, un accident, apparaissent chez nous inexcusables, qui
n'eussent point ému certaines consciences étrangères ;
nous sommes très difficiles parce que notre moyenne

est très élevée. Comment en serait-il de même dans le pays où une seule école, tous les ans, lâche sur les populations une troupe de deux cents chirurgiens ? Il n'est pas étonnant que chacun de ces débutants, supputant des forces, soit tenté de se dire : « Bah, je ne serai toujours pas plus mauvais que le voisin ! ». Nous sommes infiniment plus sévères pour nous-mêmes, la vie humaine a pour nous plus de prix.

Dans nul autre pays, je crois, n'existe une organisation de l'apprentissage chirurgical pareille à la nôtre. En Amérique, en Allemagne, chaque professeur a des assistants privés nommés sans concours, qui restent auprès de lui très longtemps ; l'un d'eux prend sa place quand il disparaît. Il est incontestable que des hommes ainsi formés présentent, en fin de compte, les plus sérieuses garanties chirurgicales ; mais ils ont accaparé pour eux seuls, pendant des années, un rôle qui eut été utilement rempli par une longue série d'élèves. Et cela en pure perte : Car il n'est pas nécessaire, pour prendre au plus grand maître ce qu'il est capable de donner, de le suivre et de l'assister durant des années entières. On estime généralement que douze mois suffisent à le « vider » : c'est la durée de l'internat dans les hôpitaux de Paris.

On conçoit aisément que le système alllemand présente, pour la masse des élèves, de grands désavantages. L'apprentissage de la chirurgie demeure l'apanage de quelques privilégiés ; pour tous les autres, il ne consiste qu'en un enseignement théorique, c'est-à-dire stérile. On n'apprend pas plus à opérer en lisant des livres de technique et en entendant des cours qu'on n'apprend à peindre en lisant des traités de peinture.

Et c'est pourquoi la chirurgie allemande qui, très incontestablement, est représentée par de grands noms, a été, pendant la guerre, très inférieure, à la chirurgie française. Nos ennemis ont envoyé à leurs armées un certain nombre d'hommes éminents. Mais ils n'ont pas eu une *moyenne*. Qu'ont pu faire leurs rares chirurgiens véritables devant l'énormité du travail représenté par les lésions de guerre ? Il a bien fallu recourir aux chirurgiens d'occasion, dénués de toute expérience, de tout entraînement manuel. Il n'y a pas lieu d'être surpris que les résultats aient été fort médiocres, déplorables même au cours des deux premières années, car c'est véritablement sur les blessés que le plus grand nombre de ces opérateurs ont dû faire leur apprentissage technique.

Par contraste, et sans aucun esprit de chauvinisme, nous pouvons être fiers de la haute tenue de la chirurgie française pendant cette guerre. Les maîtres éminents n'ont certes pas manqué ; mais ce qui apparaît aujourd'hui comme une force unique au monde c'est la valeur de l'ensemble de nos techniciens.

Le service de santé, pour trouver des opérateurs instruits, n'a eu qu'à faire appel à tout le personnel des hôpitaux de France : chirurgiens, chefs de clinique, internes même, ont montré une maîtrise qui prouve la valeur de notre enseignement trop décrié jadis. Les « jeunes » ont été nombreux qui se sont révélés comme des chirurgiens de premier plan ; tel élève des hôpitaux, inconnu hier encore, a perfectionné des méthodes, mis au point des procédés opératoires. Or, une pareille précocité n'est point le fait de hasards ni de dispositions spéciales : elle a pour condition première et pour base l'instruction générale solide qu'implique la préparation d'un concours d'internat.

Je ne nie pas qu'il y ait eu, en dehors de ces catégories, quelques excellents chirurgiens, et j'en pourrais moi-même citer. Mais ce ne sont là que des exceptions, et on peut affirmer que, si l'on considère la masse, c'est l'institution de l'internat qui nous vaut notre prééminence chirurgicale. Et en fin de compte, il n'y a pas eu, dans tous les pays en guerre, de blessé mieux soigné que le blessé français.

*
* *

L'apprentissage de la chirurgie est long : il dure toute la vie. Il n'est pas une technique dont la perfection ne puisse être augmentée de quelque façon. Seuls, les chirurgiens médiocres peuvent être satisfaits définitivement quand ils sont arrivés à un certain stade d'habileté.

L'effort constant est nécessaire à qui ne veut pas déchoir, d'autant que les méthodes évoluent et se perfectionnent de jour en jour, tantôt lentement, tantôt par brusques à-coups. Les hommes qui « datent » — ils sont nombreux en cette profession — sont ceux qui ont cessé un jour de faire leur apprentissage ; les événements bientôt les dépassent.

En outre, l'apprentissage de la chirurgie ne consiste pas seulement en l'assimilation d'un certain nombre de techniques opératoires. Il faut de plus apprendre à organiser, à commander aux autres et à soi-même. La chirurgie ne tient pas tout entière dans un bistouri ; elle exige un ensemble de conditions matérielles, de préparations, de précautions préalables ; l'opérateur le plus habile est responsable de son asepsie ; c'est à lui de savoir choisir ses locaux, ses instruments, ses aides, de mettre ses opérés dans de bonnes conditions d'hygiène. Et il n'est pas jusqu'à l'opération elle-même qui ne soit facilitée et rendue plus inoffensive par l'emploi de mille petits moyens accessoires que l'on n'enseigne nulle part et que chacun adopte pour son propre usage.

Au début de leur carrière, très peu de chirurgiens sont capables de commander : gestes et paroles inutiles, brusques colères, contradictions, manque de clarté dans les ordres, traduisent l'inexpérience des plus doués. L'assurance tranquille, l'autorité, ne viennent que progressivement.

Plus terrible encore, et plus douloureux, est le long effort du chirurgien pour se vaincre lui-même, pour réfréner ses impulsions, pour acquérir le calme absolu, pour réduire ses mouvements à une perfaite coordination. Le public, ignorant de cette perpétuelle lutte, méconnaît le véritable prix de la maîtrise chirurgicale, dans laquelle il ne voit qu'un don naturel, de même catégorie par exemple que la voix chez les chanteurs. Or, qui pourra jamais, commentant un simple geste chirurgical exécuté avec élégance, montrer ce qu'il y a, derrière ce geste, de travail, de réflexion, de doutes, de souffrances et d'acharnement?

CHAPITRE X

LES ÉCOLES ET LES CLANS

Quelques chirurgiens parlent souvent, et non sans
une satisfaction visible, de l'Ecole à laquelle ils appartiennent. On les embarrasserait probablement
beaucoup en leur demandant quelles sont les caractéristiques de cette Ecole, en quoi consistent son esprit et ses tendances originales, par quels ensembles
de doctrines elle se sépare des autres groupes exis-
tants : toutes choses nécessaires, semble-t-il, à la
constitution d'une Ecole, au sens large du mot.

Il évoque, ce mot, une idée précise et forte lorsqu'il
s'applique aux disciples de Platon, de Rubéns, de
Léonard de Vinci, de Pasteur...

Il garde toute sa valeur encore quand il désigne
l'enseignement des maîtres, presque tous oubliés aujourd'hui, qui professaient autrefois à Salerne, à
Montpellier, à Bologne : car chacune de ces Facultés,
avec ses traditions, ses coutumes, ses erreurs, ses su-
périorités, ses faiblesses et sa physionomie particuli-
lières, façonnait ses élèves comme aucune autre
n'était capable de le faire.

La vulgarisation des sciences médicales et de l'art opératoire, la diffusion des idées, et d'autre part l'abandon des théories générales préconçues, ont atténué à tel point les anciens antagonismes qu'il ne peut plus être question aujourd'hui de dissemblances réelles. Les mêmes méthodes sont adoptées dans tous les pays avec des variantes qui n'affectent que les détails, les idées ne sont plus enfermées dans un cercle étroit, mais s'imposent d'emblée à l'attention du monde ; les livres, les journaux, vulgarisent et nivellent ; les voyages d'études, les congrès mêlent les publics, diffusent les conceptions récentes, font connaître les techniques personnelles. Rien n'empêche plus un chirurgien, s'il est habile homme, d'exécuter dans sa bourgade telle opération imaginée le mois précédent à Paris ou à Londres. Il n'y a plus de secrets, plus de « botte de Lagardère », plus d'initiation mystérieuse. Toute invention a d'emblée un caractère d'acquisition collective ; toute innovation est soumise au contrôle anonyme de la masse ; tout isolement devient impossible. Et il est bien difficile, en conséquence, de parler d'Ecoles chirurgicales.

Mais si les Ecoles d'autrefois ont disparu, des clans subsistent, où l'on trouve quelques traces de leur particularisme caduc. Ce ne sont plus des différences de doctrine qui séparent les hommes de la profession, mais un esprit de caste, une sorte de régionalisme sans âme et sans profondeur.

Précisément parce que les idées vivent maintenant d'une vie impersonnelle et sont le bien de tous, beaucoup imaginent aisément qu'une idée leur appartient ; et c'est pourquoi la plus modeste trouvaille est généralement revendiquée par plusieurs auteurs, par plusieurs Ecoles qui se méconnaissent ou se méprisent, et qui discernent mal la vanité de pareilles disputes. Nul ne se dit qu'un perfectionnement de technique ou la découverte d'un symptôme morbide sont préparés de longue main par les travaux innombrables d'une foule, que tout s'intrique, qu'un fait nouveau en apparence n'est qu'une résultante, et que personne n'a tout à fait le droit de prétendre, en cette matière, à la grande puissance créatrice.

Et en fin de compte, l'amour-propre chirurgical, n'ayant plus de motifs idéaux, se raccroche à des prétextes matériels ; son objet n'est plus une conception d'ensemble, vraie ou fausse, mais une réunion d'individus. On ne dit plus : « Nous représentons et défendons le vitalisme... » On dit : « Nous avons Monsieur un tel... », comme si Monsieur un tel avait transformé la face du monde !

Il y a là un manque de mesure qui choque. Je ne prétends pas rabaisser le mérite des chirurgiens éminents de notre temps : Jamais peut-être il n'y a eu autant de réels talents, et on ne compte plus les techniciens supérieurs et dignes de respect. Mais enfin il est souvent difficile de discerner dans l'œuvre des plus estimables maîtres la marque du génie. Peut-on comparer la mise au point d'une opération chirurgicale aux découvertes de Pasteur, de Branly, d'Edison ? Quelles révélations d'ordre général nous ont apportées les travaux de toutes les Ecoles chirurgicales actuelles ? Utiles, nécessaires, de grande portée pratique et sociale, voilà les titres auxquels peuvent prétendre les plus menus perfectionnements. Mais où est-il maintenant, le chirurgien capable de dire : « Je suis venu, et j'ai changé la condition des hommes ! » Les artisans qui, au Moyen Age, sculptèrent les figures destinées aux cathédrales, n'ont jamais songé à y apposer leurs signatures : ils sentaient bien la petitesse de leur effort, et que la masse de pierre, accumulée par des milliers d'autres travailleurs obscurs, écrasait leur pauvre œuvre perdue. Or, est-il un seul homme, parmi les opérateurs modernes, qui ait apporté plus que sa pierre à l'édifice ? En est-il un qui, ayant bâti à lui seul la cathédrale tout entière, ait le droit de prendre des poses de héros ? Et justement parce que la chirurgie, dans son ensemble, est devenue une force immense, ne faut-il pas avouer que le chirurgien est désormais peu de chose, et qu'il gagnerait à se « situer » lui-même dans l'époque où il vit et dont il dépend étroitement ?

L'orgueil de caste le plus fondé, le plus légitime peut-être, paraît bien étroit et ridicule quond on voit de loin à quoi il s'applique. Comme il prête à rire, ce terrible Gui Patin si cruel pour la Faculté rivale, lorsque, cessant de bafouer « ceux » de Montpellier, il fait l'apologie de sa propre Ecole ! Avec quelle candeur il s'émerveille ! Que nous reste-t-il de ces noms qu'il jette, comme des arguments, à la face de ses adversaires ? Qui se souvient aujourd'hui de Tagault, de Jean Martin, de Gourmelen, de Baillou, de Gorreus le père « que feu M. de Bourbon disait avoir été aussi savant en grec que Galien même », de Guillaume Duval, de M. de la Vigne, « qui ont été des prodiges de savoir par leur polymathie, et des hommes incomparables dans la pratique » ? Que sont-ils devenus, ces illustres, et qui se soucie d'eux et de l'Ecole dont ils furent les chefs ? Thème à philosophie facile...

Les préjugés, l'ignorance, l'absence de sens critique sont aujourd'hui, plus que jamais, les conditions de la formation des clans chirurgicaux. La plupart des raisons qui donnent aux Ecoles un semblant de prétexte tomberaient d'elles-mêmes si chacun s'efforçait de voir loyalement et hautement les choses, et de faire justice, une fois pour toutes, de la niaiserie des vanités locales. La plupart de ces rivalités scientifiques reposent sur des malentendus, la plupart de ces dédains sur une incapacité de compréhension. Je ne parle pas de la jalousie toute pure qui se manifeste parfois chez ceux mêmes qui, par leur situation privilégiée, sembleraient devoir s'en éloigner le plus.

Comment expliquer que certains éliminent de parti-pris tout ce qui ne porte pas l'étiquette de leur coterie ? Prétendent-ils ainsi se hausser eux-mêmes, ou diminuer ceux qui font mine de grandir en dehors des lieux sacrés ? S'il en était ainsi, ce seraient de pauvres hommes...

En vérité, on a beau réfléchir et se faire violence, on ne parvient pas à discerner les avantages possibles de cette forme étriquée, malveillante, lourdement solennelle, de l'esprit de corps. Parlera-t-on de l'émulation que suscitent les rivalités d'Ecole à Ecole ? Il s'agit moins d'émulation que de guerre sournoise ou de domination. Ici c'est une lutte inféconde entre deux clans qui se haïssent ; là, une disproportion de force manifeste qui insuffle d'orgueil les plus puissants et réduit les plus faibles à un état d'apeurement admiratif et d'inaction. Comment un isolé, comment un petit groupe, quand ils sont éblouis par la lumière quelque peu factice d'un grand foyer, arriveraient-ils à prendre conscience de leur valeur modeste mais réelle ? La suggestion à distance est capable de rendre incurables les timidités, d'exagérer les craintes, d'étouffer les initiatives et les originalités. Il y a partout des hommes qui pourraient montrer quelque talent si leur naïveté ne s'effarait devant les airs de supériorité tranquille qu'on leur oppose ; mais ils prennent peur, et des forces se perdent de par le monde.

****

Ce sont là des dangers, mais l'exclusivisme implique d'autres écueils bien autrement redoutables.

C'est surtout au clan lui-même qu'est funeste l'esprit de clan, avec ses aveuglements volontaires et son attachement têtu à ses traditions. « Ne touchons pas aux traditions ! » Et le respect de la tradition couvre toutes les inerties et toutes les routines.

Je sais une Ecole, célèbre et puissante entre toutes, où vivait, il y a peu d'années encore, un maître admirable dont l'existense entière a été consacrée à un labeur modeste et fécond. Cet homme, aujourd'hui, est victime d'une inconsciente trahison ; la plupart de ceux qui, par ce qu'ils observent méticuleusement ses préceptes opératoires et ses rites, osent se dire ses disciples, ne songent pas qu'ils offensent sa mémoire. Quedirait-il, le chercheur toujours insatisfait, toujours inquiet, toujours avide de progrès, que dirait-il de cette vénération figée, de ce culte immobile ? Ne s'indignerait-il pas de constater que son œuvre, si dégagée de tout préjugé, si riche d'indépendance, est devenue, de par le pharisaïsme de ses adorateurs, intangible comme un dogme ? Ne serait-il pas attristé par les imitateurs qui s'attachent à la lettre de ses écrits comme les Docteurs à la lettre de la loi, qui ne comprennent pas la grande leçon de sa vie, et ne savent pas que lui-même, dans la supériorité de son intelligence, n'aurait jamais accepté qu'on enchaînât son souvenir à une tradition et qu'on opposât son nom à tout effort nouveau ?

Il était de ces hommes — il y en a partout, dans tous les milieux, et j'ai eu le bonheur d'en rencontrer — qui dominent d'assez haut leur fortune pour se dégager tout à fait du parti-pris de caste, et qui pourraient prendre à leur compte la belle parole de Renan : « Si j'avais été chef d'école, je n'aurais aimé que ceux de mes disciples qui se seraient séparés de moi. » Ces hommes sont de rares et magnifiques exemples. De quels respects ne faudrait-il pas les entourer pour ce seul fait qu'ils ont su, en un temps où la chirurgie est l'objet d'adulations presque excessives, garder leur sang-froid, voir au delà d'eux-mêmes, et appeler de tous leurs vœux les progrès futurs qui feront oublier leurs passagers triomphes !

De très beaux chirurgiens sont rapetissés par l'esprit d'Ecole, et l'on est parfois effaré de découvrir en ces prestigieux techniciens quelques côtés médiocres. C'est peut-être faire preuve de trop d'exigence que leur demander de résister à la flatterie, au succès, aux complaisances de tous ceux qui les entourent. Et combien sont-ils, dans cette profession, qui « examinent avec soin les louanges et les avantages que leurs actions leur ont acquis, et rejettent en silence tout ce qui dépasse une ligne qu'ils ont tracée dans leur conscience » ?

Les élèves, presque toujours, ont à cet égard leur part de responsabilité. Je ne veux pas dire qu'ils soient généralement serviles et obséquieux ; bien au contraire, j'aime leur désintéressement, leur enthousiasme. Mais ils sont imprégnés de l'esprit d'Ecole, orgueilleux déjà de leur clan, drôlement innocents en leurs admirations et leurs dédains, bourrés de dogmes et d'anecdotes imbéciles, tranchants, orthodoxes plus que les maîtres eux-mêmes, en un mot, attendrissants de candeur.

Animés de cette foi sincère, les disciples, grands et petits, forment autour du chirurgien notoire une cour dont un homme qui n'est point un héros est bien forcé, à la longue, de savourer l'adulation sincère. Une suggestion mutuelle change bientôt les « valeurs » de toutes choses. Et il n'est pas étonnant, dès lors, que le maître perde le sens des relativités.

Mais il n'est pas, en fin de compte, la seule victime. Les élèves eux-mêmes sont atteints. D'avoir accepté trop d'idées toutes faites, d'avoir fermé les yeux obstinément, il leur restera longtemps, toujours peut-être, une infirmité : beaucoup d'entre eux ne seront plus capables de voir. Pourquoi y a-t-il, parmi les chirurgiens, tant de « suiveurs », inaptes à toute initiative, aveugles et butés devant les faits lorsque ces faits contredisent la règle apprise ? Il ne faut pas en chercher la raison ailleurs que dans l'action stérilisante de l'esprit d'École.

*
* *

Peut-on espérer que les préjugés de clan disparaîtront un jour ? La guerre, en brassant les éléments chirurgicaux du pays, en mêlant les milieux les plus divers, a atténué, sans aucun doute, les animosités anciennes. Les rivaux se connaissent, et c'est déjà beaucoup : car il a suffi parfois d'une rencontre, d'une simple conversation, pour dissiper des malentendus et des erreurs qui, sans ces hasards, se fussent perpétués. Et les étonnements provoqués par ces découvertes ont dû être bien profonds, si l'on en juge par leur expression naïve et bruyante.

Quoi qu'il en soit, une mise au point a commencé à s'accomplir. Les chirurgiens des clans les plus fermés ont reconnu de bonne grâce qu'il pouvait y avoir autre chose que ces clans. Les isolés, cessant de se laisser éblouir en bloc par les Ecoles et leurs légendes, ont appris à admirer plus profondément et pour des raisons plus valables les hommes réellement supérieurs, mais se sont aperçus qu'il existait aussi de fausses étoiles. Les néophytes enfin, ont pu méditer, et se dire que le fait d'être élève d'un Maître éminent, loin d'être par lui-même un titre de gloire, rend inexcusable la médiocrité et impose des obligations spéciales à celui qu'a ainsi favorisé le sort.

Il faudrait être naïf pour imaginer que les petites rivalités chirurgicales vont disparaitre à jamais : Ce serait faire, je ne dis pas aux chirurgiens, mais simplement aux hommes, un crédit hasardeux. Peut-être les exclusivismes revivront-ils après la guerre. N'importe, il y aura, du fait des contacts actuels, quelque chose de changé : les anathèmes seront lancés d'une voix moins sûre, une arrière-pensée de doute figera les sourires de dédain, le prestige des clans ne sera plus jamais ce qu'il était autrefois.

Il faut souhaiter que cette évolution, s'accentuant de jour en jour, éloigne enfin de toute vanité stérile les Ecoles chirurgicales, que les côtés jaloux et mesquins de leur esprit s'effacent, qu'il y ait plus de compréhension mutuelle et plus de justice. La chirurgie n'a rien à gagner aux attitudes hautaines ; elle est assez belle en elle-même, assez noble jusqu'en ses besognes les plus humbles, pour se passer de gestes excessifs qui cadrent mal avec la grandeur simple de son caractère et de ses buts.

DEUXIÈME PARTIE

LA CHIRURGIE ET LA GUERRE

CHAPITRE PREMIER

LES «AUTO-CHIR» ET LES PROGRÈS DE LA CHIRURGIE DE GUERRE (1)

Lorsque nous sommes partis pour le front, en août 1914, le service de santé de l'armée a mis à notre disposition le matériel des ambulances réglementaires. C'était peu. La voiture dite « de chirurgie » recélait quelques instruments de forme désuète. Il y avait là, à peu près, ce dont avaient besoin, pour faire une amputation ou une ligature, les chirurgiens qui opéraient en plein air, sur les champs de bataille d'autrefois : tels apparaissent, sur la vieille estampe populaire, les majors occupés, derrière le moulin célèbre de Valmy, à couper le bras d'un soldat plus livide que nature...

Nous pouvions à la rigueur, nous aussi, abattre un membre broyé et juguler une hémorragie. Mais tout moyen de stérilisation faisait défaut, et nous ne devions pas songer à entreprendre une véritable opération aseptique... Personne, ou presque, ne s'étonna

(1) Article publié dans la *Revue de Paris*, 1ᵉʳ novembre 1917.

alors de cette pénurie ; la guerre devait, affirmait-on, ne durer que trois mois ; nous croyions que les blessés allaient guérir par leurs propres moyens, et que l'intervention chirurgicale serait presque toujours une fantaisie condamnable.

Cette croyance, générale alors, se fondait sur les écrits des auteurs les plus autorisés et sur l'enseignement des guerres précédentes. Tous les médecins d'armée répétaient l'un après l'autre qu'en fait de blessure de guerre tout s'arrange spontanément le mieux du monde, que les opérations sont inutiles ou nuisibles, que l'application du bon pansement résume toute la chirurgie de l'avant, et qu'il n'est qu'un problème : l'évacuation du blessé vers les hôpitaux du territoire où il sera vraiment et utilement soigné.

Cette doctrine s'appuyait sur quelques faits. Les médecins qui avaient suivi les guerres récentes, guerre de Mandchourie, guerres des Balkans, n'avaient pu accomplir qu'une besogne médiocre, au milieu de troupes qui ne cessaient d'avancer ou de battre en retraite. En guerre de mouvements, il est difficile ou impossible, surtout si l'on recule, de faire autre chose que de l' « empaquetage ».

De plus, la très grande majorité des plaies soignées jusqu'en 1914 sur les champs de bataille étaient des plaies par balles, et il n'est pas douteux que ces plaies, lorsqu'elles ne tuent pas sur le coup, comportent infiniment moins de risques de complications que les plaies par projectiles explosifs. Les premières restent en général aseptiques, tandis que les secondes s'infectent, entraînant par là les plus graves risques. Or, le développement inouï des artilleries en présence dans la lutte actuelle a renversé les proportions : les blessures par balles sont aujourd'hui infi-

niment plus rares que les blessures par éclats d'obus,
torpilles et grenades.

On a peine à se figurer, malgré tout, que l'insuffi-
sance trop évidente du matériel sanitaire au moment
de la mobilisation n'ait pas ému plus vivement les
chirurgiens. Si restreint que dût être leur rôle, si peu
fréquentes qu'on prévît leurs interventions, un minimum d'outillage était nécessaire, et nous étions loin
de compte... En fait, si cet état de choses a été accepté
sans trop de récriminations, c'est que nous avions
tous l'esprit faussé par un certain nombre d'idées préconçues et ridicules, au premier rang desquelles je
place la conception funeste du « débrouillage ». En
campagne, nous affirmait-on, on doit se contenter de
peu et s'accommoder de tout ; le fin du fin, en chirurgie militaire, c'est de faire une amputation de
cuisse avec un canif, une ligature avec un bout de
ficelle, une stérilisation avec une boîte à sardines.

Je revois toujours la petite église de M... où étaient
couchés, en janvier 1915, les blessés de mon secteur ;
quelques-uns avaient des lits, mais la plupart, vêtus
de leurs uniformes boueux et sanglants, grelottaient
sur des paillasses alignées le long des murs, à même
le sol ; les jours d'attaque, il fallait les serrer davantage pour arriver à caser les entrants, et de cette foule
entassée s'élevait une longue lamentation sourde,
dominée, par instants, de cris aigus et de râles.

Près de l'autel, on avait disposé une planche sur
deux tréteaux, et c'était sur cette table de fortune
que, devant les soldats effarés, on pratiquait
les rares opérations jugées inéluctables. Les vi-
traux filtraient la triste lumière du ciel d'hiver
lorrain, et souvent il fallait, pour exécuter une
manœuvre délicate, faire allumer en plein jour

les lampes à pétrole de l'ambulance. Les instruments étaient bouillis ; des morceaux de linge bouillis servaient de compresses ; des carrés de toile bouillis faisaient office de champs opératoires. En un mot, on se débrouillait : je sais aux dépens de qui ! Comme il n'y avait pas de catgut dans le matériel, on ligaturait les vaisseaux avec du fil de couturière ; et pour remplacer les drains absents, on mettait dans les plaies des mèches de gaze, qui en augmentaient l'infection : débrouillage toujours ! L'idée ne s'imposait pas encore qu'il fallait du matériel chirurgical pour faire de la chirurgie ; pour avoir réclamé des gants de caoutchouc, un jeune médecin, mon ami très intime, fut admonesté et invité à avoir desormais un peu plus d' « initiative », c'est-à-dire à savoir se passer de ces objets de luxe qui dénotent chez ceux qui les emploient un fol esprit de dépense.

« Ces médecins se croient dans leur clinique. » Combien de fois a-t-on entendu cette phrase !... Nous n'étions pas dans notre clinique, et les blessés n'avaient point droit à ces garanties chirurgicales élémentaires qu'on donne aux cancéreux, aux phtisiques, aux laissés pour compte de l'activité nationale.

Il est facile d'imaginer les résultats : ils étaient lamentables. Les hommes atteints au ventre succombaient en masse, sans qu'on tentât en leur faveur un effort quelconque ; ceux qui avaient des éclats d'obus guérissaient quelquefois, sans opération, mais la plupart étaient mis en danger ou emportés par des phlegmons, des tétanos, des gangrènes gazeuses, toutes complications que l'on n'observe plus qu'exceptionnellement aujourd'hui dans les *auto-chir*.

De pareils résultats auraient dû entraîner rapidement la conviction ; cela paraît évident à l'heure actuelle, mais à l'époque dont je parle l'erreur était si ancrée, tous les médecins étaient si intoxiqués par les doctrines anciennes, qu'on s'explique à la rigueur qu'ils soient restés devant les faits comme des aveugles. Il n'est pas facile de se débarrasser d'un préjugé, surtout lorsque ce préjugé est consacré officiellement.

Cependant, les errements du début ne pouvaient durer, et peu à peu s'imposait l'idée de l'opération nécessaire, de l'opération pratiquée dans des conditions de confort chirurgical que l'on n'avait pas réalisées jusque-là. L'opération seule, en effet, est capable de prévenir les accidents terribles des plaies de guerre dont le danger est surtout *l'infection*.

Lorsqu'un éclat d'obus pénètre en un point quelconque du corps, il entraîne avec lui dans les tissus divers éléments nocifs ; c'est d'abord, s'il s'agit d'un obus percutant, de la terre, de cette terre souillée des tranchées qui contient, outre les germes habituels du sol, toute une végétation microbienne spéciale due aux infiltrations et aux putréfactions inévitables. De plus, le corps étranger, avant de perforer la peau, passe à travers les vêtements et emporte des fragments de capote, de pantalon ou de vareuse, qui vont jouer un rôle capital dans les complications de la plaie ; lorsqu'on extrait un éclat, il est bien rare qu'on ne trouve pas, près de lui, ou le coiffant, un de ces lambeaux vestimentaires, qu'on appelle la *bourre*.

Voilà donc la bourre et l'éclat au fond d'une blessure. A l'intérieur, les dégâts peuvent être considérables, tandis que l'ouverture de la peau est souvent minuscule. Dans ce foyer, ayant la forme d'une poche fermée ou insuffisamment ouverte, les germes apportés vont trouver un terrain d'autant plus propice à leur développement que les muscles traversés sont mâchés et contus, que du sang s'est épanché, et que tout réalise ici les conditions idéales d'un bouillon de culture. De fait, la pullulation microbienne se fait avec une stupéfiante rapidité, et l'on voit les ravages commençants de la suppuration dans des plaies qui datent à peine de dix heures.

Toutes les espèces microbiennes sont représentées dans ces foyers putrides : germes vulgaires, comme les *streptocoques* et les *staphylacoques* ; *anaérobies*, qui ne se développent qu'à l'abri de l'air et qui sont les agents de la gangrène gazeuse : *bacille du tétanos*, etc.

Ces faits, bien connus aujourd'hui, on n'a commencé à les soupçonner que dans les premiers mois de 1915. On a alors logiquement conclu qu'il était de toute nécessité d'ouvrir largement les plaies, de les étaler, de les débarrasser de leur dangereux contenu. Et c'est pour rendre possible cette besogne générale, plus encore que pour permettre l'exécution des opérations exceptionnelles de grande chirurgie, qu'on s'est décidé enfin à créer des organisations nouvelles, dont les plus importantes ont été les automobiles chirurgicales ou, comme on les désigne maintenant, les *auto-chir*.

La doctrine actuelle, dès lors, commence à se constituer. Par étapes successives, elle va se compléter, se perfectionner, s'adapter aux conditions et aux découvertes nouvelles. Mais on peut dire que d'emblée, à peine esquissée, grossière encore, elle a transformé d'une façon radicale les résultats chirurgicaux. Ce qui est venu par la suite nous a apporté d'utiles modifications de détails ; le grand, l'inappréciable progrès, c'est celui qui s'est produit vers mars 1915, lorsque tous les chirurgiens se sont décidés à inciser les plaies.

Cette révolution, relativement tardive, a été d'autant plus étonnante qu'elle s'est produite d'une façon spontanée et anonyme ; elle n'a pas été le fait d'un homme ou de quelques hommes ; personne n'a dit : « Nous nous sommes trompés jusqu'ici ; et voici quelle devra désormais être notre conduite. » Ce sont les faits eux-mêmes qui se sont chargés de jeter à bas les doctrines anciennes ; et, tous ensemble, nous avons été brusquement tirés de l'état de torpeur où nous avait maintenus jusqu'alors le dogme apaisant, officiel, et indiscuté de l'optimisme quand même.

Des idées nouvelles, confirmées par trop de faits, découlait cette conséquence que toutes les plaies par éclats d'obus, sans exception, sont ou peuvent devenir fort graves ; la blessure la plus superficielle, n'intéressant aucun organe essentiel, risque parfois d'entraîner la mort, et doit être traitée avec autant de soin que les plus vastes dégâts. Or, pour faire face à une besogne pareille, les anciennes ambulances, même accommodées au goût du jour et « améliorées » selon les faibles moyens de l'époque, apparaissaient comme tout à fait insuffisantes. Que pouvaient faire, en cas d'affluence, ces malheureuses formations, avec leurs deux douzaines de pinces, leur autoclave nain (luxe récent et réservé d'ailleurs à des privilégiés) et leurs trois lampes à pétrole ? Tant qu'il s'agissait d'empaqueter, tout était ainsi pour le mieux ; mais inciser et drainer correctement une grande quantité de plaies est une tout autre affaire. Et le *ren-*

dement des vieilles ambulances, qui était jusqu'alors normal, devenait brusquement dérisoire.

C'est pourquoi l'on se décida à envoyer à proximité des lignes des unités outillées d'une façon telle que le *débit* chirurgical ne fût pas limité par des difficultés matérielles de stérilisation ou d'instrumentation. Un chirurgien parisien, M. Marcille, proposa les plans de l'auto-chir. actuelle, qui furent adoptés.

II

C'est en mai 1915 que la première auto-chir. inaugura à Sainte-Menehould, non sans quelque solennité, la série de ses opérations. Toutes les ambulances automobiles qui firent leur apparition par la suite furent construites sur le même type, et dans chacune d'elles le personnel fut choisi selon des principes identiques.

Leur première originalité a consisté en l'utilisation, pour les services chirurgicaux, des chirurgiens de métier. Les opérations y furent confiées à des hommes dont la profession est d'opérer.

Il faut se rappeler ce qui se passait à cette époque pour comprendre que ce fut là un fait presque révolutionnaire. Dans certains corps d'armée, beaucoup de chirurgiens de carrière étaient jusqu'alors écartés de toute besogne chirurgicale ; on leur confiait, selon les circonstances et les fantaisies administratives, des services de contagieux, de médecine mentale, de pouilleux, d'éclopés et de typhiques. Les opérations étaient exécutées par des neurologistes, des homéopathes, des médecins, et quelquefois même — car le hasard fait bien les choses — par des chirurgiens en herbe à qui la guerre avait révélé tout à coup qu'ils possédaient des « dispositions ». A ceux qui critiquaient cet état de choses, on répondait que tous les docteurs en médecine ont un seul et même diplôme, que ce diplôme consacre des études semblables pour tous, et qu'il serait trop difficile de satisfaire les fantaisies et les goûts de chacun. C'est pourquoi les hygiénistes continuaient à tenir le bistouri, tandis que des chirurgiens des hôpitaux soignaient des courbatures.

Lorsqu'on apprit que les nouvelles ambulances auraient chacune quatre opérateurs compétents, on fut donc quelque peu surpris. Il fallut bien, cependant, se rendre à l'évidence : avec les auto-chir. était inauguré le système de l'utilisation des compétences ; on avait mis dix mois à le découvrir.

Des quatre chirurgiens, l'un fait fonction de médecin-chef ; c'est, en principe, un homme que ses travaux et son habileté ont rendu notoire, et dont l'autorité scientifique n'est pas contestée. Pour les vingt premières auto-chir. (il y en a maintenant vingt-deux), dix chirurgiens-chefs furent choisis parmi les militaires de carrière, dix parmi les officiers de complément.

Les quatre chirurgiens dirigent chacun une équipe, composée d'un anesthésiste, d'un aide et de deux infirmiers. La collaboration constante des mêmes assistants et de l'opérateur augmente dans des proportions appréciables le rendement du groupe.

Outre les équipes chirurgicales, le personnel comprend un radiographe, un officier d'administration, un pharmacien, vingt infirmiers et sous-officiers pour les services accessoires, et huit chauffeurs.

Vous avez vu le long des routes, dans les rues de Paris, ou sur l'écran des cinémas, défiler les cinq camions des auto-chir. Celui qui ouvre la marche porte, fixée sur son arrière-train, comme le sac sur le dos d'un soldat, une énorme masse cylindrique : c'est la chaudière, le centre générateur de la vapeur d'eau sous pression qui sera répartie dans les appareils de stérilisation et rendra possibles les actes chirurgicaux ; c'est le cœur même de l'auto-chir.

L'ambulance automobile a reçu l'ordre de se mettre en route et de venir s'installer dans l'hôpital de campagne de X...., où l'on prévoit une affluence de blessés. Il faut aller vite. Par définition, l'auto-chir. est destinée à se déplacer sur le front avec aisance, et à amener rapidement au point où sa présence est nécessaire le matériel technique et le personnel.

Par les routes défoncées, encombrées de convois, de chevaux et d'hommes, les lourds camions s'avancent. Voici la plaine dénudée où se dressent, parmi les innombrables tentes des troupes bivouaquées, les baraques en planches du camp sanitaire ; l'hôpital semble tout petit, avec ses constructions écrasées, à ras de terre ; mais dès qu'on en a franchi l'enceinte, on s'aperçoit que l'on est dans une petite ville, coupée d'avenues et de rues, bruyante, sillonnée de voitures et d'autos, et abritant déjà une population d'infirmiers, de territoriaux, de brancardiers, de médecins.

Cette ville est divisée en quartiers : là, près de la porte d'entrée principale, les services de triage, qui répartiront les blessés dans les sections, suivant le degré de gravité de leurs plaies ; plus loin, une immense tente à la Barnum, où seront abrités les éclopés, les écorchés, les égratignés, ceux qui ont peu de choses ou rien du tout ; à gauche, le quartier des blessés « moyens », avec des baraques d'hospitalisation, des baraques pour les pansements, des baraques pour les opérations ; à droite, enfin, le quartier des blessés graves ; c'est là que vont se placer les camions de l'auto-chir.

Les voitures sont déchargées ; de chacune d'elles on voit sortir une quantité étonnante d'objets disparates qui doivent s'agencer, s'adapter l'un à l'autre, et former, par leur ensemble, la baraque démontable destinée aux opérations. Il faut à peine trois heures pour la mettre debout, avec ses trois salles, dont l'une est affectée à la stérilisation des instruments, tandis que les deux autres serviront aux interventions chirurgicales proprement dites. Les appareils de radiographie, transportés dans un des camions, sont installés dans un local aussi proche que possible de ces salles.

Tout autour de l'auto-chir. se dressent des baraques où seront couchés les blessés. Ces baraques n'appartiennent pas en propre à l'auto-chir., mais à des ambulances de l'ancien type, accolées à elle et chargées de loger, de nourrir et de traiter les opérés. Car le rôle de l'auto-chir. se borne, en principe, à assurer les soins chirurgicaux : elle n'a pas à s'occuper d'administration, et les chirurgiens ne sont plus distraits de leur véritable rôle par les subtiles et inlassables exigences de la paperasserie militaire.

L'installation de l'auto-chir. est achevée. Juste à temps, car voici le premier arrivage de blessés graves. Il y a là, sur les brancards que transportent avec des précautions émouvantes les territoriaux chargés du service, des blessés du ventre à la face crispée, des fracturés du crâne qui râlent bruyamment, des mutilés blafards, des hommes dont la poitrine ouverte laisse passer l'air avec un bruit de forge. Il y a aussi des hommes qui ne paraissent pas immédiatement menacés, mais dont la blessure compromet gravement un organe ou un membre : section d'un nerf important, pénétration dans le genou ou l'épaule, atteinte de la moelle épinière...

L'homme que nous allons suivre à l'intérieur de l'auto-chir. a reçu dans la cuisse un gros éclat d'obus, qui a fracturé l'os. Le membre est maintenu dans la rectitude par une gouttière qui ne lui permet pas de ballotter, mais ne peut empêcher chaque mouvement d'arracher au blessé des cris de douleur. Dans la salle d'attente où les territoriaux le déposent, se trouve un officier d'administration qui note rapidement son nom, la nature de sa blessure, l'adresse de sa famille, et qui reçoit son argent, ses papiers : précautions indispensables et même urgentes, car la mort est ici trop présente pour que l'on diffère de songer à elle.

Dès qu'est terminé ce travail, notre blessé passe aux mains de deux hommes qui le déshabillent, le lavent, le nettoient à fond. C'est une besogne ingrate et difficile que cette première toilette ; il y faut d'infinies douceurs, car tout geste a sa répercussion douloureuse sur le membre meurtri, et il y faut aussi de la hâte, parce que d'autres blessés arrivent, qu'on devra déshabiller et laver à leur tour. Des placards de boue sèche raidissent les pans de la capote, conglomèrent les cheveux, se craquellent sur la peau. Le blessé gémit, invective les infirmiers, crie que l'on s'arrête, se débat. Le voilà cependant débarrassé de ses vêtements misérables. Le suintement de la plaie a traversé le pansement, qui montre une large tâche rouge. Les bandes sont coupées, la blessure apparaît grisâtre, souillée de terre, baignée déjà d'un liquide sale, mélange de sang et de sanie. Afin que le chirurgien ne perde pas de temps, l'un des infirmiers rase la peau tout autour, la débarrasse des incrustations de terre, refait un pansement provisoire. Le blessé est prêt pour l'opération...

Non, pas encore ! La plaie est grave ; elle contient peut-être un projectile, et le fémur est sûrement fracturé. Avant d'entreprendre la moindre action chirurgicale, il faut savoir exactement ce qu'il y a dans cette cuisse, et cela, les rayons X peuvent seuls nous le montrer.

Nous entrons dans une pièce obscure, où se dressent des appareils de forme bizarre : longues ampoules de verre, fils ténus de laiton, baguettes de métal, leviers sur des cadrans.

Le blessé est placé sur une table, toute lumière est supprimée, et brusquement, d'un mouvement de manette, l'électricien fait jaillir de l'ampoule les rayons qui décèlent, dans l'épaisseur des membres, les corps étrangers les plus ténus. Ces éclats de métal, il s'agit d'en reconnaître l'existence : rien n'est plus facile, grâce à l'écran radioscopique, sorte de vitre dépolie que l'on place en avant du membre, tandis que l'ampoule, source des rayons X, est située en arrière ; les rayons traversent les parties molles, mais sont arrêtés par les corps épais et durs, os, fragments métalliques, etc., qui se dessinent en ombre sur l'écran. Voici l'os qui apparaît, avec sa fracture, ses fragments détachés ; et voici, un peu plus bas, une masse opaque, de forme irrégulière : c'est l'éclat d'obus qui a provoqué la lésion.

Nous sommes certains qu'il y a dans la cuisse un corps métallique. C'est déjà beaucoup, mais cela ne suffit pas. Il s'agit maintenant de fixer exactement sa situation, de le « localiser » d'une façon assez précise pour que le chirurgien puisse arriver sur lui presque à coup sûr.

On craignait, lors des premières utilisations des rayons X à l'avant, que les recherches radioscopiques ne prolongeassent outre mesure les préliminaires de l'opération. On a donc cherché des procédés de localisation très rapides, utilisables en cas d'affluence, et on y est parvenu par des moyens qui n'ont peut-être pas une rigueur mathématique, mais qui, en pratique, suffisent largement.

Le principe consiste à examiner successivement de face et de profil le segment de membre qui contient le projectile. Par l'examen de face, on constate que le projectile est à la partie externe de la cuisse ; par l'examen de profil, qu'il est en avant, presque sous la peau. On peut ainsi déterminer le point précis où il se trouve. Des mesures sont prises, le radiographe fait un calcul rapide, et rédige une fiche sur laquelle le chirurgien lira : « Incisez sur le point marqué au crayon bleu sur la peau ; à trois centimètres de profondeur, vous trouverez l'éclat d'obus. »

Si, par extraordinaire, l'opérateur ne peut, avec ces seuls renseignements, arriver sur le corps étranger, il lui restera toujours la ressource de faire retransporter l'opéré endormi à la salle de radiographie, et d'enlever le projectile sous le contrôle direct des rayons X, en le voyant lui-même à travers les tissus ;

rien de plus facile alors que d'introduire dans la plaie une pince, et de la diriger vers le corps à saisir. Il est bien rare qu'on n'arrive pas, par cette méthode, à atteindre le fragment métallique ; ou, si l'on renonce à le chercher, ce n'est plus parce que sa découverte paraît impossible, mais parce que son extraction, facile en elle-même, nécessiterait des délabrements et ferait courir des risques que l'on veut éviter à tout prix.

Mais nous n'en sommes pas là, car tout fait prévoir, au contraire, que l'ablation de l'éclat sera facile chez notre homme, prêt, enfin, à être opéré. Toutes les manœuvres préalables, nettoyage, et radioscopie, n'ont pas duré une demi-heure. Et nous voici dans les salles d'opérations.

Ces salles, nous l'avons dit, font partie de la baraque démontable : des panneaux de bois en constituent la carcasse et les parois latérales ; une toile imperméable est tendue au-dessus, en forme de toit, et laisse, par des carrés d'étoffe huilée placés de proche en proche, pénétrer la lumière. Des lampes électriques, actionnées par un groupe électrogène transportable, sont disposées à profusion, en cas de besoin.

L'une des pièces est déjà occupée par une équipe opératoire ; des médecins et des infirmiers se préparent, dans la seconde, à intervenir sur notre blessé. C'est, dès l'entrée, une impression de chaleur presque excessive ; des radiateurs à eau, alimentés par la chaudière du premier camion, sont alignés le long des parois et fonctionnent sans arrêt ; il faut que la température soit élevée, plus élevée qu'elle ne l'est dans les cliniques civiles, parce que les soldats ont été longuement exposés au froid sur le terrain et pendant le transport, et arrivent grelottants à l'ambulance ; une des nécessités impérieuses, en chirurgie de guerre, est de réchauffer les blessés ; et on risquerait, en opérant dans un local dont l'atmosphère n'est pas préparée, de compromettre le résultat des interventions les plus habiles.

Le fracturé est placé sur l'une des deux tables métalliques, et anesthésié. L'opération commence, avec tout le luxe de précautions que comporte la technique moderne : gants de caoutchouc pour le chirurgien et ses aides, instruments stérilisés à l'étuve sèche, compresses autoclavées, etc... La plaie est débridée largement, étalée, débarrassée des débris de vêtements et de la terre qui la souillent ; les tissus broyés par le projectile sont enlevés : la plaie, d'abord grisâtre et sanieuse, devient rouge, vive, saine comme une plaie produite par un instrument tranchant. Puis le foyer de fracture est exploré et nettoyé à son tour ; les débris osseux qui ne tiennent plus sont extirpés ; l'éclat ne donne pas lieu à de longues recherches, grâce aux indications de la radioscopie ; on l'extrait à l'aide d'une longue pince ; enfin, après s'être assuré qu'aucun vaisseau ou nerf important n'a été lésé et avoir lié avec un fil les artérioles ou veinules qui saignent, le chirurgien assure le drainage de la plaie : de gros tuyaux de caoutchouc ou des tubes de Carrel sont introduits dans la brèche, et ressortent de la cuisse au point opposé, par une contre-ouverture que l'on a pratiquée au bistouri.

L'opéré est replacé sur son brancard et transporté dans une baraque voisine, qui contient cinquante lits. Là, il cesse d'appartenir à l'auto-chir. qui, ayant déjà de la peine à opérer tous les blessés, ne peut assurer les soins ultérieurs et en charge les médecins des ambulances accolées à elle.

... Car les brancardiers continuent à amener des blessés graves. La salle des entrées est encombrée maintenant : une cinquantaine d'hommes attendent leur tour ; quelques-uns râlent ; un autre s'est mis à saigner violemment ; on a déchiré en hâte ses vêtements et, sans aucun soin préalable, on le porte à la salle d'opérations.

Là, c'est une activité continue ; les quatre tables sont occupées par des blessés et entourées d'infirmiers, de chirurgiens et d'assistants. Dès qu'une opération est finie, les infirmiers enlèvent le patient, changent les draps, amènent un autre soldat, qui attendait sur son brancard, derrière la porte. Les interventions se succèdent sans arrêt ; les instruments qui viennent d'être utilisés sont repris, nettoyés, asséchés et stérilisés à nouveau...

Une équipe entraînée, et n'ayant à s'occuper que de blessés graves peut, en vingt-quatre heures, opérer de trente à quarante hommes ; mais c'est là un maximum, et un tel effort ne peut être qu'intermittent ; lors des grandes actions, comme celles qui ont eu lieu sur la Somme, les chirurgiens sont forcés d'établir entre eux un roulement, avec heures de travail et de repos. Chaque auto-chir. a sa méthode ; dans quelques-unes les équipes travaillent par séries de deux, les séries se relevant toutes les huit heures ; dans d'autres, tout le personnel travaille le jour et le soir, mais de minuit au matin l'équipe de garde reste seule à la salle d'opérations. Le *rendement* journalier d'une auto-chir. est de soixante ou soixante-dix interventions de grande chirurgie.

Le fonctionnement chirurgical est particulièrement pénible la nuit, et tous ceux qui ont traité des blessés pendant la bataille de la Somme conservent, des longues heures passées aux salles d'opérations, un souvenir angoissé. Ce qui dominait, au milieu de cette besogne harassante, c'était le sentiment qu'on ne pouvait arriver à y suffire, et que tous les efforts comptaient peu, dans cet immense cataclysme. Pour dix hommes qu'on avait opérés, quinze entrants nouveaux s'étaient ajoutés aux blessés de la salle d'attente. Il semblait que jamais on n'aurait raison de ce flot, dont la source apparaissait inépuisable. Et cependant, en fin de compte, il n'est pas un homme qui n'ait été soigné et opéré en temps utile, et les chirurgiens eux-mêmes n'ont pas été peu surpris de constater après coup l'énormité du travail accompli.

Les auto-chir. dans cette bataille de la Somme, ont rendu au service de santé d'inappréciables services. En fonctionnant jour et nuit, comme des usines, elles ont sauvé des milliers de blessés choisis parmi les plus atrocement atteints, blessés du ventre, de la poitrine et du crâne, blessés aux membres arrachés, blessés criblés de plaies, blessés sur le point de succomber à l'hémorragie, blessés en proie déjà à la gangrène gazeuse...

III

Mais le rôle des auto-chir. n'a pas été seulement un rôle d'action matérielle. Leur situation privilégiée, leur outillage, leur installation confortable, toutes leurs ressources leur commandaient de devenir des centres scientifiques et de contribuer, pour une large part, aux perfectionnements des techniques chirurgicales. Il fallait fixer définitivement les progrès réalisés au prix d'une si douloureuse expérience et faire bénéficier du moins les blessés des combats prochains des idées nouvelles suggérées par les faits constatés au cours de la longue bataille : à côté de leurs fonctions militaires, les auto-chir. devaient donc avoir une fonction scientifique d'enseignement. Elles n'y ont pas manqué, et l'on peut dire, en récapitulant les acquisitions progressives de la chirurgie de guerre, que ces formations ont aidé puissamment à la mise au point des méthodes adoptées aujourd'hui.

La caractéristique de ces méthodes, c'est leur tendance à devenir de plus en plus conservatrices et à chercher des résultats rapides.

Au début de la campagne, il fallait souvent, pour éviter la mort, sacrifier un membre dont la plaie, selon les principes de l'époque, avait été d'abord abandonnée à son évolution naturelle. Plus tard, l'incision large et le drainage ont constitué la première et la plus radicale des transformations des techniques chirurgicales de guerre. Mais si cette innovation fut un fait capital, par rapport à ce qui existait auparavant, elle nous laissait bien loin encore des perfectionnements actuels, qui ne sont venus que plus tard, lentement, par modifications successives et presque insensibles.

Un des principaux a consisté à pratiquer, chaque fois qu'elle est possible, *l'excision* des plaies, c'est-à-dire l'ablation de tous les tissus que le projectile a mâchés en les traversant et a transformés en masses contuses, vouées à la mortification. Quand le foyer était simplement drainé, la guérison était obtenue, mais d'une façon lente, car il fallait au préalable que tous ces muscles, tous ces tissus frappés de mort par le passage de l'éclat d'obus pussent s'éliminer peu à peu ; avant que s'opérât la séparation entre les parties atteintes et les parties saines, des semaines ou des mois s'écoulaient ; d'autre part, les guérisons, obtenues après de longues périodes de suppuration, étaient souvent de qualité médiocre. MM. Chaput et Gaudier, en montrant la nécessité d'enlever au bistouri, aussi tôt que possible, toute la zone contuse, d'extirper les parois de la plaie et de substituer à une blessure déjà suppurante une blessure fraîche, ont considérablement abrégé la durée d'évolution des lésions de guerre. En effet, depuis qu'on emploie dans les auto-chir. cette technique, les cas de gangrène gazeuse sont infiniment plus rares.

Comme conséquence heureuse de l'excision, est venue bientôt après la *suture primitive* des plaies. Tant qu'on se contentait d'ouvrir des plaies, il fallait bien les laisser longtemps béantes, et les drainer ; car il suffit d'un petit corps étranger, il suffit surtout d'un débris de muscle ou de graisse infecté pour que des liquides purulents se forment, et ces liquides, il faut de toute nécessité les faire écouler hors du foyer. Mais voici que, grâce à l'excision totale, aucun élément suspect ne reste dans le trajet ; les muscles présentent des surfaces rouges et saines, les tissus ont l'aspect de tissus normaux... Ces conditions étant réalisées (et elles peuvent l'être dans la moitié environ des cas), rien n'empêche de fermer la plaie par une suture complète. De fait, la suture primitive, exécutée dans des conditions favorables, réussit presque toujours, et l'on conçoit que la guérison soit ainsi plus rapidement obtenue : la brèche, au lieu de se combler peu à peu, est supprimée dès le premier jour, et il n'est pas rare de voir de grandes blessures, traitées par l'excision et la suture, guérir en deux semaines.

Malheureusement, ces méthodes ne peuvent s'appliquer à toutes les plaies, même dans les auto-chir. le plus rapprochées du front et qui reçoivent rapidement leurs blessés. Trop souvent, il est impossible de faire l'excision et par conséquent la réunion primitive, parce que le foyer est trop vaste, trop anfractueux, trop souillé ; fermer, dans ces conditions, serait exposer l'opéré aux pires accidents. Mais on ne se contente plus aujourd'hui, en pareille circonstance, de laisser la plaie largement ouverte et de la drainer. Pour abréger la durée de la cicatrisation, et surtout pour tarir les sécrétions des tissus, on injecte dans le foyer des liquides modificateurs, dont les plus connus sont la solution de chlorure de magnésium, préconisée par M. Delbet, et le liquide de Carrel.

On sait les résultats obtenus par cette dernière méthode, qui consiste à mettre les tissus en contact permanent avec une solution à base d'hypochlorite de soude ; par tubes percés de trous à leurs extrémités, on injecte toutes les deux heures quelques centimètres cubes de liquide ; et on arrive ainsi à supprimer, dans la plupart des cas, toute suppuration.

Après dix ou douze jours de ce traitement modificateur, la plaie a changé d'aspect : elle était grisâtre et suintante, la voici rose, bien vivante, débarrassée de toutes ses parties suspectes. C'est déjà un très beau résultat. Mais la surface à vif est encore bien vaste, et il faudra des semaines, des mois peut-être, pour voir se produire la guérison spontanée et définitive. C'est là un inconvénient grave, et qui a amené les chirurgiens à chercher le moyen de hâter artificiellement la cicatrisation de la blessure. La question est résolue aujourd'hui par la *suture secondaire*: la brèche, laissée ouverte les premiers jours, est progressivement désinfectée, et n'est fermée par suture qu'au moment où elle est devenue tout à fait propre et « stérile ».

Mais ce moment est assez difficile à déterminer. L'aspect seul ne suffit pas, ef il est nécessaire d'avoir un contrôle scientifique pour affirmer que les germes ont disparu et qu'on peut suturer sans crainte. On a donc recours au microscope : tous les deux jours on étale sur une lamelle de verre un peu du liquide sécrété par la plaie, et il est facile de voir si le liquide contient des microbes ; généralement ils diminuent peu à peu de nombre, et finissent par disparaître ou deviennent tellement rares qu'ils n'ont plus aucun pouvoir nocif : la suture secondaire peut alors être pratiquée.

Les examens bactériologiques sont devenus, en chirurgie de guerre, de plus en plus indispensables, et c'est pourquoi on a doté quelques auto-chir. de laboratoires de microbiologie, dirigés par des médecins spécialistes. Il n'est pas de jour où les blessés ne bénéficient de cette adjonction : qu'il s'agisse de suturer une plaie, d'examiner un liquide suspect, ou de vérifier l'action d'un agent thérapeutique, le laboratoire fournit des renseignements dont il serait, à l'heure actuelle, difficile de se passer.

Dans certaines auto-chir. existe également un laboratoire de photographie en couleurs, dont le but est de fixer d'une façon exacte et durable les aspects des lésions de guerre aux divers stades de leur évolution. On a prétendu que c'était là un luxe inutile. En réalité, il n'est pas admissible qu'il ne subsiste rien, après la campagne, de l'enseignement extraordinaire fourni par la pratique de la chirurgie aux armées, et que la science française laisse perdre de tels documents, au moment même où nous savons que nos ennemis recueillent et utilisent les leurs.

Le traitement des plaies des régions et organes importants, plaies de l'abdomen, plaies des articulations. plaies de la poitrine, s'est également transformé depuis le début de la guerre, et cela grâce aux progrès matériels réalisés à l'avant ; c'est dire qu'ici l'influence des auto-chir. a été prépondérante.

On opère maintenant, dans les auto-chir. installées près de la ligne de feu, les blessés du ventre. En 1914, toute tentative était considérée comme impossible ou inutile, de sorte que presque tous les hommes atteints à l'abdomen succombaient à la péritonite qui suit l'ouverture de l'intestin. Or, vers le milieu de 1915, des essais, suscités par les résultats effroyables de l'abstention, ont montré que l'intervention chirurgicale peut sauver, si elle est correctement et précocement pratiquée, la moitié des blessés environ. Dès lors, sous l'influence de M. Quénu et de la Société de Chirurgie de Paris, dont l'action pendant toute la guerre aura été immense, on agit comme en temps de paix, c'est-à-dire que l'on opère dans le plus bref délai possible les plaies de l'abdomen. Aujourd'hui, avec l'appui des statistiques apportées par MM. Bouvier, Caudrelier, Barnsby, Sencert, Abadie, et bien d'autres encore, la question est définitivement jugée ; il ne reste plus qu'à réaliser pratiquement, dans chaque secteur, les conditions nécessaires à la réussite opératoire. conditions qui se résument ainsi : ne pas laisser écouler trop de temps entre la blessure et l'intervention, et ne pas transporter trop loin le blessé.

Les auto-chir. ne sont pas, dans toutes les régions, également éloignées de la ligne de feu ; leur emplacement est subordonne à des questions de terrain, de routes, de nécessités militaires ; la moyenne est d'une dizaine de kilomètres. Il faut, d'autre part, pour qu'un abdominal soit opéré avec des chances sérieuses de succès, qu'il arrive à l'ambulance moins de six heures après sa blessure. Cela n'est pas toujours possible, lorsque les routes sont en mauvais état ou encombrées, lorsqu'elles sont exposées aux vues de l'ennemi et ne permettent que des transports de nuit, lorsqu'il existe des zones battues par des tirs de barrage, etc...

Un effort a été tenté, dans ces secteurs, pour concilier les exigences de la chirurgie abdominale et les nécessités de la guerre : un chirurgien — un des quatre chirurgiens de l'auto-chir., par exemple — est détaché de sa formation et envoyé à proximité des tranchées, dans un *poste blindé* aménagé pour les opérations d'extrême urgence. Il y reçoit les blessés de l'abdomen très peu de temps après leur traumatisme et les opère dans d'excellentes conditions. De fait, les résultats obtenus dans ces postes de première ligne ont été remarquables.

La chirurgie des fractures et des articulations a été profondément modifiée par les conditions matérielles dont bénéficient les ambulances automobiles. Les plaies du genou, si graves jusqu'ici, et qui entraînaient trop souvent autrefois des mutilations étendues, guérissent la plupart du temps d'une façon parfaite. Les grands fracas osseux des membres n'exigent plus que très rarement l'amputation, depuis que l'on sait désinfecter à fond les foyers traumatiques. MM. Delbet, Alquier, d'autres encore, ont imaginé des appareils qui, tout en immobilisant rigoureusement les fractures, permettent de panser la paie et de la surveiller constamment. Tout cela était ignoré en 1914 : il a fallu le créer de toutes pièces, et ce sera sans doute plus tard un sujet d'étonnement que la technique opératoire ait pu s'adapter d'une façon si rigoureuse aux nécessités inattendues de la guerre.

Dernièrement enfin, la chirurgie d'armée a fait une conquête importante : le traitement opératoire des plaies du poumon. Jusqu'ici les blessures de la poitrine étaient abandonnées à leur évolution naturelle ; on se contentait d'immobiliser le soldat, et de calmer ses douleurs par des piqûres de morphine. Or, le taux de la mortalité était considérable (40 o/o environ). M. Pierre Duval a montré qu'il était possible, en opérant d'emblée, d'améliorer considérablement le pronostic des plaies de poitrine. Il n'y a pas de raison, en effet, pour que le passage ou la présence d'un éclat d'obus ne détermine pas les mêmes accidents dans le poumon que dans les autres organes, et ne nécessite pas un traitement semblable. Ouvrir le thorax et manipuler les viscères qu'il contient paraissait récemment encore une trop difficile entreprise. Or, les résultats obtenus par M. Pierre Duval dans son auto-chir. ont prouvé que l'opération, relativement simple, n'a pas la gravité qu'on lui attribuait avant d'avoir osé la faire, et que, d'autre part, cette opération met les blessés à l'abri des complications souvent mortelles des plaies pulmonaires : l'hémorragie et l'infection. Elle consiste à ouvrir largement la poitrine en enlevant au besoin un morceau de côte, à attirer le poumon au dehors, à le débarrasser des corps étrangers qu'il contient, à arrêter par une suture l'hémorragie qui provient de sa blessure, et enfin à refermer hermétiquement le thorax. Les guérisons ainsi obtenues ont été si nombreuses que la méthode n'a pas tardé à s'imposer et à se généraliser ; et les lésions pulmonaires cessent, après tant d'autres. d'être au-dessus des ressources chirurgicales.

Tels sont les progrès réalisés par l'effort patient de trois années. Ils ont eu pour condition première la valeur du corps chirurgical français, dont la maîtrise s'est montrée incomparable. Mais ils étaient subordonnés à la création du matériel perfectionné qu'exige la pratique de la chirurgie moderne.

L'œuvre de M. Justin Godard au service de santé a été, à cet égard, singulièrement féconde. Les formations de l'avant sont dotées aujourd'hui d'une instrumentation de premier ordre, et les auto-chir. en particulier, malgré leur situation avancée et la nécessité où elles se trouvent de se déplacer fréquemment et rapidement sur le front, offrent à nos soldats blessés les mêmes ressources, les mêmes garanties scientifiques que les grands hôpitaux de l'intérieur.

CHAPITRE II

LA RÉORGANISATION DES SERVICES
DE CHIRURGIE APRÈS LA GUERRE (1)

Bien des idées chirurgicales ont été modifiées par la guerre, et l'adaptation progressive à des conditions inattendues a transformé, plus que nous ne nous en doutons peut-être, les caractères généraux de la clinique et de la thérapeutique opératoire.

Sans envisager ici l'évolution des doctrines, que je me propose d'étudier à part (2), il faut en prévoir dès aujourd'hui les conséquences matérielles : car il est certain que les habitudes que nous avons prises depuis deux ans et les progrès de la technique ont créé des besoins nouveaux d'installation, d'instrumentation, et d'organisation générale.

*
* *

Une révolution radicale s'est accomplie dans le service de santé depuis le début de la campagne.

(1) Article publié dans la *Presse médicale* du 4 mars 1918.
(2) Voir l'article suivant.

En 1914, tout faisait défaut : les plus élémentaires moyens opératoires nous étaient refusés ; il fallait s'accommoder, tant bien que mal, des pauvres ressources de l'ambulance, et nous avons été pendant des mois réduits à l'impuissance par le manque de matériel technique. Aujourd'hui, au contraire, les formations sanitaires offrent aux blessés un tel luxe de garanties scientifiques qu'elles peuvent, à beaucoup d'égards, servir de modèles, et qu'il y aura, plus tard, avantage à les copier. Nous nous sommes accoutumés à agir dans ce milieu nouveau et à utiliser des méthodes qui s'avèrent comme précieuses. Serait-il donc possible que tout cela nous manquât brusquement quand nous rentrerons dans nos services de chirurgie civile, et que l'on consentît à un nouveau recul ?

Parmi les améliorations les plus remarquables réalisées par le Service de Santé, il faut mettre en première ligne celles qui concernent la radiographie et l'utilisation des laboratoires.

Laboratoires et installations de radiographie existaient, certes, en 1914 ; mais ni les unes ni les autres n'avaient montré tous les avantages qu'on en pouvait attendre. Tandis que nous nous contentions à cette époque de faire appel à leur concours intermittent et pour ainsi dire *extérieur*, l'équipe chirurgicale nouvelle, telle que l'a formée la pratique de guerre, comprend à titre d'éléments primordiaux et véritablement personnels, un radiographe et un bactériologiste, dont le travail doit constamment se confondre avec celui du chirurgien.

Autrefois, les chirurgiens — si l'on met à part quelques favorisés — connaissaient à peine le radiographe chargé de les assister. De temps en temps, un malade était adressé au spécialiste, qui établissait une plaque ou un calque ; dans les grandes occasions, le service se mobilisait pour aller examiner à l'écran une lésion rare ou de diagnostic difficile. Mais tout se bornait là, de sorte que, les rayons X, ayant fixé un « moment » du fait pathologique, chacun était satisfait ; et nul ne songeait à suivre l'évolution et à considérer les aspects radiographiques successifs de la maladie.

De même, presque tous les opérateurs se contentaient d'un examen sommaire avant d'aller à la recherche d'un corps étranger ou d'une lésion décelable à l'écran, un abcès du poumon par exemple.

Il n'est pas nécessaire d'insister sur les améliorations réalisées récemment dans la localisation et la recherche des projectiles ; l'usage des compas repéreurs, la pratique si répandue aujourd'hui des opérations pratiquées sous le contrôle de l'écran ou de la bonnette constituent d'inappréciables progrès. Certaines lésions observées en pratique civile bénéficieront largement de ces nouvelles méthodes : Pour reprendre l'exemple typique de l'abcès pulmonaire, il est certain que le devoir s'imposera non seulement de faire un repérage très exact du foyer au compas de Hirtz par exemple, mais encore de n'entreprendre sa recherche que sous la direction immédiate des rayons X, exactement comme pour un éclat d'obus. Comment avons-nous pu, jadis, tenter l'extraction d'un corps étranger dégluti, d'une pièce de monnaie, sans avoir la radioscopie pour guide ?

On doit donc espérer que l'on dotera tous les services civils de chirurgie des installations nécessaires. Dans aucun hôpital, dans aucune maison de santé n'existaient jusqu'ici des salles d'opérations sous écran ; il faut qu'elles soient créées, car il serait impossible que l'on commençât désormais certaines interventions sans se ménager, à tout hasard, ce secours possible. D'ailleurs les occasions d'extraire des corps étrangers ne manqueront malheureusement pas pendant des années.

Mais il y a plus encore : on utilise dans les ambulances le meuble radioscopique de Ledoux-Lebard, que l'on promène dans la salle au pied des lits, et qui permet d'examiner dans leurs appareils fixes les blessés intransportables, de rectifier une immobilisation de fracture, de voir évoluer en quelque sorte une lésion. Il paraît difficile de renoncer à de si précieux éléments de diagnostic et de traitement. Ils nous sont nécessaires aujourd'hui pour suivre, entre autres phénomènes, les stades des réactions pleuropulmonaires dans les salles réservées aux blessés de poitrine. En un temps très court, nous pouvons, grâce à eux, passer en revue et à l'occasion traiter un grand nombre de thorax lésés, et cela sans faire sortir de leur lit les sujets en observation ; l'aspect radioscopique nous guide constamment, nous engage à pratiquer une ponction exploratrice ou à nous en abstenir, nous montre, le cas échéant, le point où elle doit être faite... C'est ainsi que les choses se passent dans la formation dont je fais partie (auto-chir. 21). Eh bien, nous ne voulons plus recommencer à utiliser des moyens insuffisants ; nous ne voulons plus nous en tenir à des explorations douteuses, alors que nous pouvons avoir sous la main les éléments de diagnostic nécessaires ; nous ne voulons plus priver nos internes, nos élèves, d'un enseignement digne de prendre place à côté de l'enseignement de la clinique ; et nous ne voulons plus, enfin, imposer à nos blessés, à nos malades, à nos thoraciques, à nos fracturés, des mobilisations inutiles et des allées et venues dangereuses à travers les couloirs de l'hôpital.

Des applications à la pratique courante, en voilà déjà ! Il en surgira bien d'autres, lorsque le branle sera donné.

Tout cela nécessitera un matériel assez considérable. Cette considération est bien secondaire ; la guerre a détruit la conception malfaisante du « débrouillage » et du « tout avec rien ». D'ailleurs, une solution s'impose : l'armée possède à l'heure actuelle un nombre considérable d'appareils ; il faut, il est indispensable que l'Assistance Publique les acquière à la fin des hostilités et les répande à profusion dans ses services. La dépense sera nulle, et l'Etat trouvera ainsi l'occasion d'utiliser un matériel qui lui appartient déjà.

*
* *

En ce qui concerne l'importance des laboratoires, l'enseignement de la guerre a été tout aussi démonstratif. On sait la part qu'ils ont eue dans l'étude de la contusion des tissus, qui est à la base de toute la chirurgie d'armée actuelle. Ici encore, les ambulances et les hôpitaux du front ont ouvert une voie nouvelle ; et leur organisation, à cet égard, est digne de servir d'exemple.

Nous savons bien que les services civils de chirurgie pouvaient, en 1914, bénéficier dans une mesure déjà très large des renseignements fournis par l'anatomie pathologique et le microscope. Mais la guerre a tellement étendu le champ des recherches bactériologiques immédiatement appplicables à la clinique, que les anciennes pratiques apparaissent désormais comme insuffisantes. Autrefois, lorsqu'une plaie opératoire suppurait et restait béante, songeait-on à suivre dans cette plaie l'évolution des germes ? Songeait-on à déceler, par l'examen répété des sécrétions, la période où il devenait inutile de laisser la brèche ouverte et où l'on aurait pu pratiquer la fermeture secondaire ? Songeait-on, d'autre part, à savoir dans quelles conditions une fracture compliquée pouvait être transformée par la suture en fracture simple ?

Tout était dit, lorsqu'on avait obtenu du bactériologiste *un* examen, *un* résultat. On ne voyait point la nécessité d'établir, entre la chirurgie et le laboratoire, des rapports véritablement vivants : je dis vivants, car un seul examen ne peut fixer que l'aspect figé et mort d'un processus arbitrairement immobilisé à l'un de ses stades.

Quel progrès, le jour où, devant une plaie de guerre, on a eu l'idée de suivre, grâce aux laboratoires que possèdent en propre les ambulances, les évolutions successives de la flore microbienne ! Nous ne disons plus : « Cette plaie contient du streptocoque, laissons-là indéfiniment ouverte ». Nous disons : « Cette plaie contenait hier du streptocoque ; mais le nombre des germes a diminué aujourd'hui ; il aura probablement encore diminué demain ; et, dès qu'il sera descendu au-dessous de tel chiffre, nous ferons la suture secondaire ».

C'est pendant la campagne que ces problèmes ont été abordés et résolus. Le rôle du laboratoire dans les progrès de la thérapeutique de guerre a été si considérable et si surprenant qu'on doit s'attendre à voir les chirurgiens redevenus civils profiter de la révélation qui leur a été faite, et continuer l'exploitation d'une si précieuse mine.

**

On imagine aisément les services que rendra aux malades l'organisation nouvelle, ainsi comprise. A chaque instant, dans la visite d'une salle, dans une séance opératoire, le chirurgien en appréciera les avantages. Et voici comment, pour prendre des exemples précis, nous souhaitons voir les choses se passer :

Le chef de service, le bactériologiste, le radiographe, non plus séparément, mais ensemble, examinent les malades. Le premier sujet, un fracturé de cuisse, immobilisé dans un appareil à suspension, est en attitude à peu près correcte ; cependant, la baladeuse radioscopique de Ledoux-Lebard est amenée près de son lit, et révèle, en quelques secondes, que les fragments se sont légèrement déplacés ; une corde est tirée, un poids ajouté ; après quelques tâtonnements, le radiographe, coiffe de la bonnette, déclare que tout est remis dans l'ordre ; le chirurgien luimême prend l'instrument et fait la même constatation.

Un peu plus loin est un opéré, qui présente une complication pleurale septique ; le bactériologiste, après avoir montré le résultat de l'examen précédent qui ne légitime point encore la pleurotomie, fait un nouveau prélèvement. Et le radiologiste, ici encore, utilise son appareil de Ledoux-Lebard.

Puis c'est, pour le laboratoire, une plaie qui suppure, une fistule biliaire, une expectoration,.. pour la radiographie une tumeur du médiastin, un néoplasme de l'estomac, une ostéomyélite... Et le travail s'accomplit ainsi, dans une collaboration intime, les spécialistes intervenant dans les actes chirurgicaux, et le chirurgien participant aux recherches spéciales d'une façon infiniment plus active qu'à l'époque où il fallait qu'il recourût à des secours lointains et mystérieux.

*
* *

Uue pareille organisation implique le renoncement à la centralisation des services dits annexes. On a voulu. il y a peu de temps encore, installer, dans chaque hôpital, un seul grand laboratoire, une seule grande radiographie, qui pussent suffire à tous les médecins et chirurgiens. Cette conception est franchement détestable : chaque chirurgien a sa méthode, ses préférences, ses techniques spéciales, auxquelles doivent s'adapter les moyens accessoires d'investigatior. Imposer l'uniformité d'un organisme central, c'est dresser à nouveau le mur qui séparait les cliniciens de leurs collaborateurs nécessaires. La radiographie, le laboratoire, doivent, au même titre que la stérilisation, devenir personnels à celui qui les emploie et qui est responsable de leurs applications. Créer cette organisation nouvelle, ce ne sera point satisfaire à des fantaisies individuelles, mais réaliser les conditions mêmes de tout progrès chirurgical...

CHAPITRE III

LES ENSEIGNEMENTS GÉNÉRAUX DE LA CHIRURGIE DE GUERRE (1)

Quoique la pratique chirurgicale civile, fort délaissée aujourd'hui, paraisse n'avoir que des rapports très indirects avec les opérations exécutées dans les ambulances, il est impossible que les conditions nouvelles imposées par les événements ne nous aient pas, à la longue, modifiés ou transformés, même comme chirurgiens civils. Très peu perçoivent en eux ces évolutions, trop progressives et trop lentes pour attirer l'attention de ceux même qui les subissent ; mais elles se montrent avec évidence lorsque, au lieu de s'examiner soi-même, on observe les autres : on a souvent peine, maintenant, à reconnaître l'attitude et les gestes professionnels de ceux que l'on vit autrefois à l'œuvre.

Moins par un changement radical des procédés que par d'insensibles et multiples actions de détail, la personnalité chirurgicale apparaît, chez beaucoup,

(1) Article publié dans la *Presse medicale* du 22 avril 1918.

comme toute nouvelle. Et la tendance, on peut le dire, est généralement heureuse.

Presque tous les véritables chirurgiens, en effet, devaient profiter largement de l'expérience de guerre, par ce seul fait que le champ en était immense ; incontestablement, le grand nombre des opérations pratiquées et l'entraînement intense auquel nous ont soumis ces trois années de campagne ont élevé la moyenne d'habileté opératoire. Mais cela ne suffirait point à changer la physionomie de l'art chirurgical, s'il n'y avait en même temps d'autres causes d'amélioration plus profondes et surtout moins personnelles. Or, ces causes existent, et n'ont rien, après tout, de mystérieux, puisqu'elles ne tiennent qu'à quelques caractères particuliers des plaies de guerre.

** **

Le premier, le très grand enseignement apporté par la campagne actuelle, c'est le rôle, dans la production des accidents septiques, de la *contusion des tissus*. Dira-t-on que cette notion préexistait à la guerre ? Elle n'était pas, en tous cas, mise en valeur, et la meilleure preuve, c'est qu'il a fallu près de deux ans pour que les chirurgiens songeassent à exciser les parois des plaies, dilacérées ou meurtries par les projectiles : n'en aurait-on pas eu l'idée dès les premiers jours si l'influence de l'attrition avait été véritablement connue en 1914 ?

On peut dire que ce fut là non point une nouvelle façon d'envisager les choses, mais une révélation véritable, une découverte sur laquelle repose toute la chirurgie de guerre actuelle ; sans elle, pas d'excision, par conséquent pas de suture primitive ni de suture précoce des plaies. A mesurer la distance qui sépare la technique nouvelle des méthodes rudimentaires d'incision et de drainage employées il y a deux ans encore, on comprend l'énorme importance du progrès accompli.

Or, cet enseignement a une portée très générale, et qui dépasse de beaucoup la chirurgie de guerre et même la chirurgie des lésions traumatiques observées en pratique civile. On peut dire qu'il n'y a pas une seule opération qui ne doive en bénéficier ; et déjà beaucoup de chirurgiens attentifs en subissent de façon plus ou moins consciente l'influence.

Avant la guerre, on ne voyait pas clairement qu'au cours d'une intervention, même pratiquée dans les conditions d'asepsie les plus parfaites (une hystérectomie par exemple) il est capital d'épargner aux tissus toute « traumatisation » inutile. Certes, quelques-uns, avertis par un instinct profond, évitaient de dilacérer les muscles, de contusionner les couches graisseuses, d'arracher ou de meurtrir les tissus par des manœuvres brutales. Mais ces chirurgiens, qui mettaient leur application à exécuter des sections rigoureusement nettes et à sauvegarder au maximum la vitalité des éléments anatomiques divisés, n'étaient pas très nombreux ; il fallait, pour que chacun comprît l'importance de cet effort, que des faits très précis l'expliquassent d'une façon concrète et surabondante.

Le doute n'est plus permis aujourd'hui ; nous sommes bien forcés de reconnaître que l'asepsie stricte ne suffit pas, ou plutôt que l'asepsie absolue n'est pas réalisable ; qu'il y a toujours, quoi que l'on fasse, des germes dans une plaie accidentelle ou opératoire ;

que ces germes, dans des *tissus sains*, restent inoffensifs, s'ils ne sont ni trop nombreux ni trop virulents,
ce dont est garante l'asepsie banale ; mais qu'ils deviennent nocifs s'ils rencontrent des *tissus brutalisés* ;
et que, par conséquent, les efforts doivent tendre à
restreindre l'effet stupéfiant des actes opératoires.

C'est pourquoi l'on peut prévoir une réaction
contre la chirurgie, quelque peu violente parfois, des
années qui ont précédé la guerre. L'ère des opérateurs « brillants », capables d'étourdir l'assistance
par des tours de force, semble aujourd'hui révolue.
Cette période a produit sans doute de très grands
chirurgiens ; beaucoup ont montré d'étonnantes
qualités de décision, d'adresse, de rapidité, et
peut-être les progrès de la technique ont-ils eu pour
condition, pendant un certain temps, cette fougue
opératoire que nous avons tous admirée. Mais il n'est
pas douteux que nous serions moins ébahis, à l'heure
actuelle, par l'opérateur congestionné et puissant qui,
à bout de bras, arrachait une tumeur comme un hercule de foire « arrache » un poids lourd.

C'est que l'idéal chirurgical a changé ; nous
voyons beaucoup moins, depuis quelques années, la
beauté dans la violence, et nous aspirons avant tout
à la simplicité, à l'aisance, à la souplesse.

Ce besoin commençait à se manifester avant la
guerre ; mais il était encore très vague, parce que les
faits n'étaient ni assez nombreux ni assez frappants
qui eussent été capables d'étayer une doctrine : les
constatations de la chirurgie d'armée ont marqué
d'une façon extraordinairement précise la légitimité
de cette tendance et lui ont fourni des bases véritablement scientifiques.

* * *

Le second fait à retenir est la nécessité d'une collaboration plus étroite entre le chirurgien et les chefs des services annexes, radiographes, chimistes, bactériologistes. Je ne reviens pas sur ce sujet très important, qui a fait l'objet d'un précédent article.

* * *

Bien d'autres enseignements chirurgicaux seront fournis, sans aucun doute, par la guerre, et peut-être les plus féconds ne nous apparaissent-ils pas en ce moment ; le temps est nécessaire pour juger de choses aussi générales ; il est possible que la signification de faits importants nous échappe, qui d'elle-même s'imposera plus tard, quand le recul permettra les vues d'ensemble.

Assisterons-nous à une sorte de démembrement de la chirurgie par la spécialisation poussée à outrance? Ce n'est pas absolument invraisemblable. Nous voyons tous les jours dans les hôpitaux militaires et les ambulances l'immense avantage qu'ont les grands fracturés de guerre à être immobilisés par des médecins uniquement chargés de l'apareillage. Pourquoi n'y aurait-il pas, dans toute grande ville, un hôpital ou un service destiné aux seules fractures ?

* * *

La tendance à l'adoption de *techniques plus larges* semble également peu douteuse. La nécessité bien reconnue de ne pas laisser inexploré un seul recoin des plaies a imposé les grandes incisions, les manœuvres à ciel ouvert. On peut dire que l'obus a été pour les chirurgiens un incomparable professeur, qu'il a conduit et souvent forcé leur main, et qu'il leur a montré des voies qui leur paraissaient jadis impraticables. Il savent maintenant que le danger n'est plus dans l'ampleur des voies d'accès, mais bien au contraire dans l'hésitation et la demi-mesure.

Enfin, la guerre a détruit bien des croyances relatives à des points de détail : la plus remarquable est celle qui niait la tolérance des séreuses articulaires ; il n'y avait pas de dogme chirurgical mieux établi avant la guerre, il n'en est pas que les faits aient si complètement ruiné. De pareilles constatations donnent à réfléchir ; elles prouvent que les principes le mieux établis ne doivent jamais s'imposer comme des articles de foi, que beaucoup de vérités n'ont qu'un caractère provisoire, et que le devoir s'impose de reviser nombre de notions classiques inexactes ou périmées. Et ce n'est pas là, à coup sûr, le moindre des enseignements généraux que nous ait apportés la chirurgie de guerre.

CHAPITRE IV

L'AVION SANITAIRE (1)

J'en demande bien pardon à mon ami Chassaing, qui est un modeste, mais je ne crois pas qu'il soit prématuré de parler de l'avion sanitaire dont il est le créateur.

Sans doute les essais actuels compteront-ils peu, en regard des réalisations futures. Mais est-il sans intérêt de fixer dès aujourd'hui le souvenir de l'effort initial ? Et, d'autre part, n'y a-t-il pas assez de gens mal informés qui dissertent déjà de la chose, pour qu'une mise au point ait quelque utilité ?

Lorsque Chassaing a proposé de se servir, pour le transport des blessés, d'avions sanitaires, il s'est heurté, on doit le dire, à un scepticisme à peu près général. Je n'étais pas, il y a quelque temps encore, le moins sceptique, et j'acquiesçais à cette boutade : « On trouve donc qu'il n'y a pas assez de morts en France ! »

Or, j'ai été gagné depuis, entièrement et pour des

_____

(1) Article publié dans *la Nature*, 19 janvier 1918.

motifs précis, à la cause de Chassaing, et c'est cette cause que je veux plaider ici.

Je commence par exposer les faits :

L'avion sanitaire — le seul qui existe à l'heure actuelle — est un biplan A. R., moteur de 180 HP. Il est aménagé de telle sorte que deux blessés peuvent être étendus sur des brancards superposés, à l'intérieur du fuselage. Ces brancards, très légers, sont, au moment voulu, fixés solidement aux parois, et les blessés eux-mêmes sont attachés par des courroies, afin d'éviter tout mouvement dangereux. Lorsque le chargement est fini, on rabat un couvercle, et les voyageurs se trouvent dans une sorte de cellule fermée et peu exposée au froid.

L'appareil n'est pas très rapide : 100 ou 120 km. à l'heure environ. Il ne s'élève jamais très haut, et cela de parti pris, car il ne faut pas qu'il soit soupçonné de faire des observations sur les lignes. Au surplus, de grandes croix rouges sur et sous les ailes, le mettent à l'abri — en principe — du feu ennemi.

Il était nécessaire, avant de transporter de vrais blessés, que des médecins figurassent les patients. Chassaing a fait ainsi plusieurs voyages du poste de brancardiers à l'ambulance. Quelques autres l'ont imité, et tous ceux qui se sont soumis à l'expérience sont convaincus que l'avion sanitaire est capable de rendre les plus grands services.

Voici l'appareil prêt au départ. Le très habile et aimable pilote, M. Vigneron, donne le signal de l'embarquement. Le premier passager est ficelé sur un des brancards et déposé au fond de la cellule ; ensuite le second, au-dessus de lui. L'hélice ronfle, la carcasse de bois et d'acier frémit, pendant quelques secondes les roues touchent encore la terre, puis, pour les deux prisonniers, c'est une sensation subite et inattendue de calme : les trépidations du moteur qui se communiquaient tantôt à la cellule, sans violence d'ailleurs, ont disparu, ne laissant subsister qu'une impression auditive de bourdonnement ; l'avion a quitté le sol. A peine est-il possible de soupçonner, à une inclinaison légère, que l'appareil s'élève ; bientôt, toute perception disparaît ; et il serait difficile de savoir si l'on avance et si l'on domine de haut la terre, sans les petites lucarnes latérales de mica, où passent en galopade les carrés verts, jaunes et bruns des champs, avec parfois des dômes feuillus de bois, des toitures rouges de maisons microscopiques, des vols de corbeaux, des voies ferrées, des rivières...

L'imperceptible bercement, la rumeur sourde du moteur et de l'hélice provoquent bientôt un état de torpeur, qu'augmente l'obscurité relative de la cellule ; et peu à peu, le sommeil s'appesantit et ferme les paupières, pour peu que fléchisse la volonté réelle de rester éveillé, de sentir et de voir. Aucune impression de froid ne trouble ce bien-être ; l'air chassé par l'hélice gémit à travers les fils de commande, mais ne pénètre pas dans la prison étroite, dont un large capot protège, en haut, l'unique issue.

Enfin, le moteur tout à coup semble perdre de sa force ; un glissement léger, suivi d'une sorte de frottement râpeux, sans cahot, et l'avion s'immobilise. Tout près, dans un bouquet d'arbres, on aperçoit la façade d'un château, où flotte un drapeau à croix rouge, et qui abrite l'ambulance chirurgicale qui traitera les blessés amenés par l'avion.

*
* *

Les deux premières constatations — d'importance capitale — qui s'imposent dès le premier essai sont les suivantes :

1º Alors que l'auto met une heure et demie pour parcourir 20 km., l'avion, même chargé, exécute le trajet en moins de quinze minutes.

2º Les cahots, si fâcheux pour les blessés, surtout pour les blessés du ventre ou du thorax, et pour les fracturés, sont supprimés radicalement. L'atterrissage sur un terrain médiocre provoque un choc beaucoup plus faible que celui qu'on ressent dans une auto passant sur une ornière ou un caniveau.

Il est donc certain que pour les catégories de blessés dont l'état nécessite une opération précoce ou exige un transport sans secousses, l'évacuation en avion constitue un incomparable progrès.

Mais dans quelle mesure l'idée de Chassaing peut-elle être appliquée sur le front ? En toute franchise, je pense qu'il est trop tôt pour en envisager la généralisation. L'avion, pour le moment, est un instrument de luxe, et le faible nombre de places disponibles obligera longtemps encore à réserver ces ressources nouvelles aux blessés graves, même si on affecte au Service de Santé les nombreux appareils que leur vitesse trop réduite rend impropre au combat. De plus, il n'est pas douteux que beaucoup de secteurs n'offrent pas, dans le voisinage des lignes, de terrain propice à l'atterrissage. C'est là le grand problème : il n'est pas insoluble, puisque Chassaing est allé atterrir plusieurs fois au point même où les blessés de la région de… sont chargés dans les autos. Mais il n'en est pas ainsi, je le sais bien, dans toutes les zones du front. Je ne pousse donc pas à des conclusions absolues qui, dans l'état actuel de la question, ne laisseraient pas d'être dangereuses.

Je prétends seulement que nous assistons aux premières applications d'une idée qui fatalement, inéluctablement, doit un jour se vulgariser, et qui peut, d'ores et déjà, dans certaines conditions précises, sauver la vie de certains blessés. Moyen dangereux, a-t-on dit ? Il y a, certes, des accidents inévitables en avion ; mais que sont ces dangers auprès de ceux que fait courir à un blessé du ventre toute minute de retard ? D'ailleurs, nous savons malheureusement que les autos sanitaires ne sortent pas toujours indemnes de la zone bombardée, et que pour elles, pas plus que pour les avions, on ne peut espérer une sécurité absolue.

La question apparaît sous un jour plus favorable encore lorsqu'on pense aux immenses services qu'on pourrait attendre des avions sanitaires à Salonique, au Maroc, partout où les moyens de communication sont insuffisants ou font défaut. A 100 km. à l'intérieur du bled, un blessé isolé est pratiquement privé de toute ressource chirurgicale : en moins de deux heures, un aéroplane aménagé en ambulance — un aéro-chir. — l'amènera sur la table d'opérations.

Et ne faut-il pas songer surtout au temps, lointain ou proche, où il n'y aura plus de front, plus de tranchées, plus de préparations d'artillerie, plus de trous de marmites ? C'est alors, alors surtout que l'initiative de Chassaing apparaîtra féconde. Le transport d'un blessé ou d'un malade, de son village à la ville, ne sera plus ce supplice effroyable qui souvent achevait de tuer le patient, mais une brève transition, à peine sensible. Il n'est pas possible que cela ne soit pas un jour. Et c'est pourquoi les hommes que sauveront, plus tard, les services organisés et réguliers d'aérochir. pourront avoir une pensée pour le pauvre appareil démodé qui représente à lui seul, aujourd'hui, toute l'aviation sanitaire.

Nota. — Je n'ai pas eu l'intention de faire ici une étude complète de l'utilisation des avions par le service de santé : cela m'aurait amené à parler des essais si remarquables et déjà anciens du héros que fut le sénateur Raymond. D'ailleurs ce grand précurseur songea plutôt à la *recherche* des blessés qu'à leur *transport*. Les lignes qui précèdent ne concernent qu'un côté très spécial de la question : l'utilisation de l'aéroplane comme *véhicule* sanitaire.

CHAPITRE V

LE POSTE CHIRURGICAL AVANCÉ

Au delà du village rasé, dont les ruines laissent, par places, monter des colonnes de fumée noire, commence un chemin creux où s'abrite une population de téléphonistes, de cuisiniers, d'agents de liaison. Cette tranchée naturelle est étroite et profonde, et malgré le tumulte de la bataille, on se sent ici loin de tout péril.

Contre un des talus, s'adossent deux constructions informes, écrasées, faites de pierres, d'acier et de rondins : ce sont les deux salles du poste chirurgical avancé. La première, carrée, exiguë, presque complètement enfoncée dans la paroi de terre, est la salle d'opérations. Il faut allumer les lampes pour apercevoir les détails de la pièce, où l'on descend par un court escalier, et qui ne prend jour que par une étroite porte. C'est une sorte de cube, tapissé de plaques métalliques de blindage. Au centre, une table de chirurgie ; tout autour, des étagères, supportant des plateaux, des bocaux, des appareils de stérilisation et d'anesthésie, des boîtes d'instruments, des paquets de gaze et d'ouate. Les bruits du dehors n'arrivent plus qu'amortis et sourds ; la guerre s'est éloignée, ses menaces ont disparu, et on éprouve brusquement, sous cette masse de pierre et de fer, une sensation de calme et presque d'indifférence.

Un boyau, couvert d'une toiture de tôle, conduit de cette salle dans le second local, infiniment plus spacieux, qui s'allonge sur une vingtaine de mètres. La paroi interne, formée là encore de larges et puissantes lames d'acier, s'arrondit en voûte. D'un bout à l'autre, de chaque côté d'un passage central, des lits-brancards sont alignés, qui sont destinés à l'hospitalisation des blessés intransportables et, à l'occasion, au couchage des chirurgiens et des aides. Deux larges portes, aux extrémités, laissent pénétrer la lumière et permettent l'aération. Le vacarme extérieur est encore plus étouffé ici que dans le premier abri ; les détonations les plus proches ne sont plus que des grondements indistincts, qui ont l'air de venir des profondeurs du sol. Dans un coin, que sépare du reste de la pièce un drap tendu, on voit une réserve de matériel et un support-brancard où sont déshabillés et nettoyés les entrants.

Ce poste chirurgical, construit à proximité immédiate des lignes, n'est pas destiné à recueillir tous les blessés du secteur : la plupart peuvent être emmenés vers l'arrière, et soignés dans des formations chirurgicales à grand débit. Le poste avancé est réservé aux hommes dont l'état nécessite impérieusement une intervention opératoire urgente et ne permet pas le transport en automobile : ce sont surtout les blessés du ventre et de la poitrine, et les grands hémorragiques.

Les plaies des gros vaisseaux peuvent, on le sait, entraîner la mort en quelques minutes, même en quelques secondes. La seule ressource est d'arrêter le sang, en plaçant une pince sur l'artère, ou en la liant avec un 'fil, ou encore' en serrant au-dessus de la plaie un garrot qui interrompt totalement la circulation dans le membre atteint. Les deux premiers moyens exigent une compétence et une instrumentation chirurgicales. Quant au garrot, il n'est pas toujours applicable, par exemple quand la blessure est haut-située vers la racine des membres ou intéresse le cou. De plus, il comporte un grave inconvénient : on ne peut le laisser longtemps en place, sous peine de voir se gangréner le membre comprimé, qui ne reçoit plus de sang. Dans de nombreuses circonstances où le garrot était le seul moyen de salut, on a ainsi sauvé des existences, mais quelquefois au prix du sacrifice d'une jambe ou d'un bras, trop longtemps serré au cours d'une évacuation longue et difficile : il a fallu amputer à l'arrivée. Le poste chirurgical avancé permet de pratiquer, très peu de temps après le moment de la blessure, l'intervention nécessaire ; il se trouve en effet à une distance des tranchées de première ligne qui varie suivant les secteurs mais qui est habituellement de six à sept cents mètres : à la sortie même des boyaux. De sorte que les blessés peuvent arriver sur la table d'opérations en un temps très court ; on cite, à titre exceptionnel il est vrai, quelques hémorragiques qui ont pu être anesthésiés et traités moins de vingt minutes après leur blessure. L'artère ou la veine est liée, et le garrot, si l'on en avait préalablement placé un, est immédiatement enlevé.

Le traitement des plaies de l'abdomen a été amélioré dans une plus large mesure encore par la création des postes chirurgicaux blindés. Personne n'ignore plus à l'heure actuelle que la condition essentielle des succès opératoires pour les blessures du ventre est la précocité des interventions. L'idéal serait de pouvoir pratiquer la laparotomie dans la tranchée, sans imposer au soldat les douleurs du moindre transport. Pareille chose est à peu près impossible, et si l'on en cite quelques très rares exemples, c'est en les présentant comme de simples curiosités.

Les postes avancés ont fourni une solution heureuse. Les patients ont un trajet à parcourir, mais ce trajet est bref, et ils le parcourent en brancard, c'est-à-dire sans avoir à endurer les néfastes cahots de l'auto sanitaire; et si l'opération subit un retard, c'est un retard d'une ou deux heures et non pas d'une demi-journée.

Aussi n'est-il pas étonnant que les premiers succès de la laparotomie aient été obtenus dans des postes chirurgicaux avancés. Au début de la guerre, nous étions désarmés devant les plaies de l'abdomen : toute intervention était considérée comme inutile. Mais dans le courant de l'année 1915, il a bien fallu s'incliner devant les faits : des résultats, isolés d'abord, bientôt impressionnants par leur nombre, ont montré qu'il était possible de sauver quantité de vies humaines, à condition d'agir précocement. Ce fut une révolution, la fin d'un dogme. Depuis, on a opéré dans beaucoup d'ambulances des blessés de l'abdomen, et on en a guéri un grand nombre ; mais peut-être aurait-on hésité plus longtemps à intervenir si les postes avoncés n'avaient montré la possibilité et l'efficacité de l'action chirurgicale, et n'avaient commencé une sorte d'initiation.

Enfin, certains blessés du thorax doivent être rapidement confiés au chirurgien : je parle de ceux dont le poumon saigne violemment. L'intervention immédiate, avant tout transport, permet de ramener à la vie quelques-uns de ces hommes, qui, livrés à eux-mêmes, seraient condamnés à mourir par hémorragie ou par asphyxie rapides.

Le rôle du poste avancé est, on le voit, limité, mais d'importance capitale. Il offre des chances de salut à plusieurs catégories de blessés pour qui ne subsistait plus aucun espoir. Sa présence est en outre, pour les troupes du secteur, un facteur de confiance et de tranquillité morale : tous savent qu'ils seront promptement et efficacement secourus s'ils sont exposés, du fait d'une blessure, à un danger grave.

Mais cette organisation, dont il est difficile de ne pas reconnaître les immenses avantages théoriques, est-elle pratiquement réalisable ? Peut-elle être généralisée ? Donne-t-elle des résultats proportionnés au grand effort qu'elle nécessite ?

Je me hâte de reconnaître que les événements militaires qui se déroulent depuis quelques mois ne sont pas favorables à l'extension des postes avancés ; les fronts ne sont plus inviolables, et la stabilité est la condition essentielle de toute installation chirurgicale en première ligne ; les alternatives de recul et d'avance (1), l'emploi des chars d'assaut, la menace des gaz asphyxiants ont créé des conditions nouvelles dont on est bien obligé de tenir compte ; et non seulement les formations d'extrême-avant, mais encore la plupart des grandes ambulances chirurgicales ont été forcées de s'éloigner pour éviter d'être prises dans les remous de la bataille : c'est fâcheux, car le traitement opératoire des plaies de guerre est d'autant plus efficace qu'il est plus précoce ; mais on n'a pas le choix.

Il n'en reste pas moins vrai que pendant plus de trois ans l'immobilité à peu près absolue des armées en présence a facilité, dans beaucoup de secteurs, la création de postes chirurgicaux blindés, Quelques-uns subsistent encore deci-delà. Et d'ailleurs il n'est pas prouvé que les anciennes conditions ne puissent plus se reproduire en de nombreuses zones. En attendant, le poste avancé-type est provisoirement abandonné sur beaucoup de points, et il faut recourir à des solutions intermédiaires dérivées de l'idée primitive, et sur lesquelles nous aurons à revenir tout à l'heure. Mais, quoi que nous réserve l'avenir, l'effort n'aura pas été vain ; des existences ont été sauvées, des enseignements ont été donnés par la chirurgie de première ligne. Et même si cette question était désormais purement historique et documentaire — ce qui n'est pas vrai, puisque des postes plus ou moins avancés existent encore, — elle vaudrait bien la peine d'être exposée et discutée : car elle nous apporte la preuve que rien de ce qui pouvait être tenté avec quelques chances de réussite en faveur de nos soldats n'a été négligé par les chirurgiens. Il n'est

(1) C'est en août 1918 que j'ai écrit ces lignes.

donc pas inutile d'exposer les arguments invoqués par les partisans et les adversaires du poste chirurgical avancé. qui a donné lieu à de longues controverses.

**

La première question, celle qui semble avoir frappé le plus vivement l'esprit du public, concerne l'état moral des blessés maintenus en première ligne. Beaucoup de gens bien intentionnés ont craint que les bruits de la bataille n'affolassent les opérés, et ne créassent des conditions défavorables à la guérison. Il est en effet d'observation courante que la plupart des blessés traités dans les ambulances ordinaires de l'arrière sont très facilement impressionnés par le moindre bombardement, alors même qu'ils ont fait preuve, sur le champ de bataille, du plus grand courage ; leur résistance nerveuse contre la peur semble s'effondrer à partir de la minute où ils sont atteints, et le sentiment de leur impotence aggrave légitimement leur angoisse.

Mais il ne faut pas se hâter de conclure. Si les opérés des ambulances d'arrière manifestent de telles inquiétudes, ils n'ont pas tout à fait tort : ils savent fort bien que les parois de planches de leurs baraques ne les protègent pas contre les éclats d'obus et de bombes, et qu'ils sont à la merci d'un coup malheureux.

Dans un poste chirurgical avancé, les conditions sont bien différentes. Les actions d'artillerie peuvent être intenses dans le voisinage, c'est vrai, mais elles n'émeuvent nullement les blessés du poste, parce qu'ils se sentent efficacement protégés ; l'accumula-

tion des matériaux, le blindage, le « défilement »,
qui sont des garanties contre le danger, sont aussi
des garanties contre la peur ; il y a là, peut-être, une
part d'inconscience ou de suggestion : le seul fait que
les explosions n'arrivent qu'étouffées à l'intérieur de
l'abri est par lui-même rassurant. D'ailleurs, l'expérience seule compte en pareille matière, et je puis
affirmer que jamais je n'ai constaté la moindre inquiétude chez les blessés que j'ai opérés dans mon
poste chirurgical ; aucun n'a crié « qu'il voulait
sortir de cet enfer ». De fait, il n'était pas étonnant
qu'ils eussent là, plus que dans une baraque Adrian,
le sentiment de sécurité dont parlent les adversaires
du poste.

Les officiers des régiments en ligne dans le voisinage connaissaient l'existence de l'abri opératoire
blindé ; beaucoup recommandaient qu'on les y trans-
portât en cas de blessure importante ; c'est dire qu'ils
ne craignaient pas de demeurer quelques jours de
plus dans la zone de combat ; ils pensaient avec
raison que l'essentiel, quand on a une balle dans le
ventre ou une hémorragie de gros vaisseau, est d'être
opéré séance tenante, et que l'énervement provoqué
par les bruits de la bataille (si tant est que cet énervement existe) est peu de chose en regard des avantages offerts par le poste avancé.

Les adversaires du poste font observer que l'on
dispose de peu de place dans les galeries blindées,
d'autant qu'une partie de cette place doit être ré-
servée à la radiographie, tout à fait indispensable aujourd'hui pour l'examen et le traitement des plaies
de guerre. C'est vrai. Mais il n'est pas nécessaire
d'avoir beaucoup de lits. Le rôle du poste n'est pas
d'hospitaliser, mais d'opérer et d'évacuer ensuite,

dès que l'évacuation n'est plus impossible. Il peut fournir un très gros travail sans aboutir à l'encombrement, en se débarrassant des hémorragiques aussitôt après la ligature, et en gardant peu de temps les blessés du ventre. Avec une quinzaine de lits, une équipe opératoire a largement, dans ces conditions, de quoi donner son maximum.

On reproche au poste avancé de ne pouvoir, précisément parce qu'il est très voisin du front, répondre à un secteur étendu ; s'il fallait faire bénéficier chaque régiment ou chaque brigade d'une organisation pareille, jamais les chirurgiens ne seraient assez nombreux ; or, c'est tout juste si l'on a assez de chirurgiens dans les ambulances, où leur utilité est encore plus incontestable.

Tout cela est très exact. Aussi serait-il fou de vouloir installer, de la mer du nord aux Vosges, sans interruption, des postes opératoires. Mais il n'a jamais été question de cela. D'abord, toutes les zones n'ont pas également besoin de ces postes ; dans les secteurs où, pour des raisons militaires et topographiques, le transport des blessés vers l'arrière est facile et rapide, ils ont peu de raisons d'être ; mais tous les terrains ne sont pas aussi favorablement disposés ; le pays où était installé mon abri chirurgical était un pays plat, où toutes les voies de communication étaient exposées aux vues de l'ennemi, et où l'on ne pouvait amener les autos sanitaires que la nuit : de telle sorte qu'un homme blessé à huit heures du matin était privé de soins efficaces jusqu'à neuf ou dix heures du soir. Ce fut surtout cette raison qui fit choisir ce point de préférence à tous les autres, car c'était le seul où les soldats eussent à souffrir de tels retards d'évacuation.

On se détermina d'autant plus aisément à faire ce choix que le secteur en question était un secteur actif ; on n'y livrait pas de grandes batailles, mais les actions d'artillerie y étaient constantes, et les pertes, de chaque côté, sévères. C'est là, en effet, une nouvelle condition du poste chirurgical : il est nécessaire qu'il « fasse ses frais », qu'un chirurgien n'y soit pas immobilisé en pure perte, et qu'il y accomplisse une besogne équivalente à celle qu'il accomplirait à l'arrière.

C'est dire que je suis le premier à reconnaître que les circonstances sont assez rares où le poste avancé est d'une part indispensable, et d'autre part réalisable. Encore faut-il observer que des difficultés particulières à chaque pays s'ajoutent parfois aux difficultés d'ordre général : c'est, ici, l'infiltration du sol par les eaux qui empêche de creuser ; là, c'est l'absence de tout repli de terrain, de tout chemin en contre-bas, de tout massif boisé, où l'on puisse se « défiler ».

On est donc forcé d'être très éclectique, et d'adopter la très sage conclusion de M. Quénu, à savoir que ces tentatives « comportent une adaptation à des conditions de lieux, de moyens de transport, de stratégie ». On ne saurait mieux dire. Et, en fin de compte, il est avéré que les points où un poste avancé est *nécessaire* et *possible* ne sont pas très nombreux.

Est-ce une raison suffisante pour en abandonner l'idée ? Sous prétexte qu'on ne peut pas faire bénéficier *tous* les blessés de la même organisation, faut-il en priver ceux qui, par suite de circonstances rares ou même exceptionnelles, en retireraient un réel avantage ? Et quand il n'y aurait même dans toute notre armée que quelques zones privilégiées favorables à la chirurgie d'avant, l'effort ne vaudrait-il pas la peine d'être tenté? On n'a malheureusement pas besoin pour cela d'un grand nombre de chirurgiens, car en définitive la création d'un poste avancé exige des conditions multiples, qui ne se trouvent réalisées qu'en très peu de points.

*
* *

Aucune des objections que nous venons de discuter n'est convaincante. Mais, par contre, il est une circonstance nouvelle qui oppose à la chirurgie de première ligne de graves difficultés : c'est l'emploi, sur une large échelle, des gaz asphyxiants. Tous les autres obstacles, tous les dangers, comptent peu à côté de celui-là. On ne pourra retenir près des tranchées les blessés graves, tant que des moyens de protection efficaces et collectifs n'existeront pas contre l'intoxication possible. Cette conduite ne supprime d'ailleurs pas complètement les raisons d'être du poste, car la plupart de ceux qui y sont traités peuvent être évacués immédiatement après l'intervention qu'ils y ont subie : tels sont surtout les hémorragiques. Et je sais que plusieurs organisations fonctionnent encore à l'heure actuelle. Mais il est incontestable que la menace des attaques par produits toxiques réduit singulièrement les indications de la chirurgie véritablement « avancée » : je veux dire de celle qui s'exerce à quelques centaines de mètres des combattants.

Aussi le poste chirurgical a-t-il dû se retirer plus ou moins en arrière ; mais au lieu de rétrograder jusqu'aux ambulances, il se fixe à une faible distance du front : trois, quatre, six kilomètres suivant les circonstances ; il est constitué par une formation légère, détachée par un groupe chirurgical, et qui est comme une « antenne » de ce groupe. Il arrête et opère les grands intransportables qui lui arrivent sur des chariots-brancards ou après un très court trajet en auto sanitaire. Sa capacité est plus grande que celle de l'abri blindé, et d'autre part il répond à un plus large secteur.

Ce n'est plus là tout à fait, dira-t-on, le véritable poste chirurgical avancé, placé dans les lignes. Il faut le reconnaître. Mais on est bien forcé d'adopter aujourd'hui cette nouvelle formule, puisque l'ancienne n'est plus que très rarement applicable. Et, même abâtardi de la sorte, le poste avancé a donné des résultats fort intéressants : je n'en veux pour preuve que les beaux succès obtenus en Belgique par H. Barnsby, dans une « antenne » où étaient opérés les hémorragiques, les thoraciques, les abdominaux.

L'heureuse initiative de mon héroïque ami Delanglade, tué depuis en Alsace, mérite également d'être signalée. Pendant la bataille de la Somme, Delanglade a mis à profit la présence d'un canal perpendiculaire au front de combat pour installer son poste avancé non plus sous abri blindé, mais sur des péniches. Il a pu ainsi se placer très près des premières lignes et recevoir les grands blessés dans des délais très brefs. Les berges élevées du canal mettaient ses opérés à l'abri des éclats d'obus, et d'ailleurs il lui était facile, lorsque les actions d'artillerie devenaient trop vives, de reculer de quelques centaines de mètres ; ses opérés étaient, en cas de nécessité, évacués immédiatement sur l'arrière par voie d'eau, sans cahots, sans douleurs, sans dangers. Le grand avantage de ce dispositif était la mobilité ; la formation tout entière montait ou descendait le canal selon les circonstances et cela sans que les blessés couchés dans la péniche eussent à souffrir ; on pouvait « doser » exactement et modifier chaque jour le degré d'avance du poste. Il n'est pas étonnant qu'avec de pareilles ressources, l'homme admirable qu'était Delanglade ait réalisé des prodiges ; sa proportion de survies après laparotomies pour plaies pénétrantes de l'abdomen avec atteinte des organes digestifs n'a jamais été égalée, je crois : les guérisons s'élèvent à plus de 60 o/o.

*
* *

Je crains, en citant des noms, d'omettre injustement quelques-uns des chirurgiens qui ont rendu, dans des postes avancés, d'éminents services : car je ne connais pas toutes les tentatives. Je rappellerai seulement que les premières installations sous abri blindé ont été réalisées par Bouvier et Candrelier dont le poste a fonctionné en Argonne avec un rendement magnifique ; par mon frère et Patterson qui ont soigné en première ligne de grands blessés à l'attaque de Champagne (1915) ; par Neumann, détaché de l'ambulance belge de la Panne ; par Constantini, Lucas-Championnière, Delay...

La plupart de ces postes étaient, comme celui où j'opérais alors, assez rudimentaires et ne possédaient pas de radiographie. Il est vrai qu'à cette époque lointaine les rayons X étaient considérés comme des moyens de grand luxe et n'existaient que dans quelques hôpitaux de campagne ; et beaucoup d'ambulances étaient, à tous égards, aussi dénuées que l'abri chirurgical.

Depuis, une évolution rapide a transformé la chirurgie de guerre tout entière, et les postes avancés eux-mêmes ont bénéficié des progrès généraux de la technique et de l'instrumentation. On a décrit des formations souterraines modèles, pouvant recevoir cinquante blessés, pourvues de tous les moyens modernes d'investigation et de traitement, et garanties — dans la mesure des possibilités — contre les gaz toxiques. Les lits-brancards sont remplacés par des lits véritables, les lampes à pétrole par la lumière électrique, les petits autoclaves par des appareils à grand débit. Il y a des salles pour le chirurgien et ses aides, des salles pour les infirmiers... Nous voilà loin du modeste abri de quinze lits décrit plus haut.

Dans quelle mesure ces installations continueront-elles à être utilisables ? A l'heure où j'écris ces lignes, les événements autorisent de grands espoirs de marche en avant et de libération. Les armées, immobilisées pendant près de quatre ans, semblent recouvrer une certaine liberté de manœuvre : et peut-être, par suite, sera-t-il bien difficile désormais d'opérer dans des abris blindés.

Mais on peut être assuré qu'en toutes circonstances la chirurgie française, dont la supériorité n'a été contestée par personne au cours de cette campagne, saura s'adapter avec souplesse aux nécessités militaires. Que le poste avancé véritable se transforme en « groupe avancé », ou, comme on l'a dit récemment, en « ambulance de combat », ce sera toujours l'idéal primitif qui dirigera les efforts ; la réalisation matérielle pourra être moins parfaite que jadis, la conception initiale restera intangible. Et même si l'on ne doit plus revoir d'abris opératoires blindés, l'idée qui a présidé à leur création n'est pas près de disparaître, puisqu'ils apparaissent encore comme des modèles qu'on ne peut plus exactement reproduire peut-être, mais dont on continuera toujours à s'inspirer.

CHAPITRE VI

NOS RELATIONS CHIRURGICALES
AVEC LES ETATS-UNIS D'AMÉRIQUE
APRÈS LA GUERRE

Il ne suffit pas qué la guerre nous ait donné l'occasion d'apprécier la haute valeur des chirurgiens américains et d'admirer le détail de leur organisation technique. Nous perdrions un des bénéfices certains de la victoire si nous ne songions dès aujourd'hui à rendre plus étroits encore les liens d'amitié et d'estime réciproque noués aux heures sombres.

Nous connaissions assez peu les chirurgiens des Etats-Unis avant 1914, et peut-être eux-mêmes ne soupçonnaient-ils pas ce dont la France, en ce domaine de la chirurgie comme en bien d'autres domaines, allait être capable. Au cours de plus de quatre années de lutte, ils ont suivi fraternellement nos efforts, et assisté aux prodigieuses transformations de nos méthodes ; et quand l'Amérique est entrée dans la bataille, ils sont venus, avec une modestie qui est la marque d'un esprit supérieur, nous demander de les faire bénéficier de notre expé-

rience si cruellement acquise. D'autre part, les circonstances nous ont permis de les voir eux-mêmes à
l'œuvre : bien avant que l'Union ne déclarât la guerre
à l'Allemagne, la Croix-Rouge Américaine, avec une
générosité pour laquelle nous n'aurons jamais assez
de reconnaissance, nous envoyait, en même temps
que ses techniciens, ses organisateurs et ses infir-
mières, une quantité énorme de matériel. Enfin, des
missions chirurgicales françaises partaient pour
l'Amérique, allaient dans les grandes villes répandre
les enseignements de la pratique de guerre et du
même coup étudier sur place ces organisations puissantes, qui nous paraîtraient encore fabuleuses si
nous n'en avions réalisé de semblables dans nos
grands hôpitaux d'armée.

De toutes ces constatations, de toutes ces études,
est née la certitude que nous aurions, les uns et les
autres, le plus grand avantage à continuer nos
échanges après la signature de la paix. Et nous savons
que les Américains ont le très vif désir de venir
étudier la chirurgie chez nous, et qu'ils offriront
d'autre part la plus large hospitalité à ceux des nôtres
qui voudront aller travailler aux Etats-Unis.

Beaucoup de jeunes chirurgiens américains, avant
la guerre, venaient faire un stage dans les Universités européennes ; mais c'était l'Allemagne qui les
retenait presque tous. Ils ne s'arrêtaient guère chez
nous, et nous négligeaient quelque peu, parce qu'ils
nous connaissaient mal : mais quoi d'étonnant à cela,
puisque nous nous ignorions nous-mêmes ! Un ma-
laise nous paralysait, nous doutions de nos forces, et
nous regardions l'Allemagne avec des yeux inquiets
de vaincus ; nous serons probablement stupéfiés un
jour d'avoir attribué aux travaux de nos ennemis une

importance aussi excessive, et peut-être trouverons-nous là les marques d'une immense suggestion subie pendant des années.

La victoire nous a délivrés de cette oppression ; nous ne sentons plus peser sur nous le dogme absurde de la supériorité allemande ; nous avons pris conscience de la valeur de notre pays. La chirurgie française, au cours de cette guerre, a d'ailleurs fait directement la preuve de sa supériorité. On commence à savoir ce qui s'est passé de l'autre côté du front, et tout ce que nous apprenons peu à peu confirme les impressions du début de la guerre, à savoir que les résultats thérapeutiques obtenus par les Allemands sont bien loin d'égaler les résultats obtenus chez nous. Nos ennemis, sur plusieurs points d'importance capitale, se sont attardés à des pratiques surannées ; leurs méthodes pour le traitement des plaies des articulations sont plus que médiocres : ils ignorent les nouveaux appareils pour l'immobilisation des fractures ; la suture primitive des plaies, la désinfection des foyers infectés, n'ont pas été mises au point dans leurs formations sanitaires. En vérité, le parallèle est réconfortant pour nous, si l'on s'en tient à la seule constatation des faits matériels. Mais que sera-ce lorsque nous aurons pris une pleine conscience du triomphe, lorsque les Allemands à leur tour subiront les déprimantes obsessions de la défaite ?

Déjà, l'admiration du monde donne un aspect nouveau, imprévu presque, à toutes les œuvres que créa, durant les ingrates années d'avant-guerre, le génie de notre nation. Une grandeur nous est révélée que nous n'avions pas soupçonnée jusqu'ici. Les peuples libres nous ont reconnus enfin, et retrouvés, et notre avenir ne dépend plus que de l'effort avisé que nous devons faire. pour retenir les sympathies et les concours qui s'offrent à nous de toutes parts.

Il est hors de doute que tous les centres d'enseignement français vont bénéficier de ce prestige renouvelé. Déjà, les élèves étrangers, venus des pays alliés, affluent dans nos Ecoles. Il s'agit non seulement de les y recevoir mais de les y attacher, car c'est par son enseignement et son rayonnement intellectuel que notre pays aura le plus de chances d'accroître les bénéfices moraux que lui aura valus cette guerre.

Or, si très peu de questions se posent au sujet des étrangers qui viendront chez nous étudier la philosophie, la littérature, les langues, il n'en sera plus de même quand il s'agira d'études scientifiques et en particulier d'études chirurgicales. Des professeurs, une bibliothèque peuvent suffire à une initiation métaphysique, par exemple. Pour la chirurgie, au contraire, une organisation est absolument nécessaire ; organisation rendue assez coûteuse par la complexité des moyens d'investigation reconnus aujourd'hui indispensables. Il faut que nos amis, les Américains surtout, trouvent chez nous, quand ils seront nos hôtes, tous les éléments modernes de travail qui existent dans les Universités de leur pays. C'est à cette condition que nous pourrons les retenir, et que nous atteindrons à la prééminence. Il en va donc de l'intérêt national, car tout se lie, et on n'ignore pas quels services ont rendus à la France les étrangers qui sont venus parfaire chez nous leur instruction générale ou professionnelle. Ne suffit-il pas de rappeler à ce sujet les exemples de la Roumanie, du

Brésil, de la Syrie, où notre prestige est rehaussé et entretenu par l'action de nos Universités ?

On ne peut objecter que le moment est mal choisi pour entreprendre de tels efforts, et que la France est trop appauvrie pour consacrer des sommes importantes à tout ce qui n'est pas immédiatement indispensable. Nous n'avons pas le choix. Dans toutes les branches de notre activité nationale, il faut, sous peine de déchéance, abandonner les étroites traditions d'avant 1914, marcher résolument dans les voies qu'ont tracées les événements, organiser en un mot nos enseignements comme nous avons organisé notre industrie de guerre, largement, audacieusement, avec la certitude de la victoire : Nous retrouverons au centuple ce que nous aurons dépensé.

D'ailleurs, les difficultés matérielles ne sont pas au premier plan, car nous pouvous compter sur l'appui amical de l'Amérique ; tous ceux qui reviennent des Etats-Unis ont la conviction que nous serons généreusement soutenus, pourvu que nous soyons décidés à nous adapter aux conditions inéluctables du progrès. Il y a donc lieu de rechercher quelles sont, en ce qui concerne l'enseignement chirurgical, les principales réformes à réaliser dans nos institutions et surtout dans nos coutumes.

**
*

Nous aurons d'abord à modifier et à compléter nos installations matérielles, et nous pourrons, à cet égard, nous inspirer de l'exemple américain, dont le type le plus parfait, au témoignage de tous les visiteurs, est celui qu'ont réalisé les frères Mayo, dans la petite ville de Rochester.

Il s'agit là d'une maison de santé privée ; mais les dimensions en sont telles qu'elle pourrait servir de modèle pour nos établissements hospitaliers. Je ne parlerai pas du nombre considérable de lits que contient cette clinique célèbre, ni des opérations qu'on y pratique par dizaines tous les jours, ni des détails curieux ou pittoresques qu'on en rapporte. Le fait essentiel et véritablement original, c'est qu'en entrant dans cette maison, le malade est certain de trouver, réunis autour des salles d'opérations, tous les moyens dont dispose la science moderne pour établir son diagnostic, et, au besoin, exécuter l'opération que son état pourrait nécessiter. Dès son arrivée, il est examiné par un ou plusieurs spécialistes, et radiographié ; en même temps, des laboratoires de chimie, de bactériologie, d'anatomie pathologique, procèdent aux investigations utiles ; des médecins sont adjoints aux chirurgiens pour fixer, en cas de doute, les contre-indications opératoires tirées de l'état général. Et lorsque le patient arrive sur la table d'anesthésie, tous les renseignements qu'il est actuellement possible de posséder sur lui, se trouvent, sous forme de clichés, d'analyses et de fiches, entre les mains de l'opérateur. Or, il a fallu très peu de temps pour réunir tous ces documents qui sont des garanties : et cela grâce à l'organisation générale de la maison de santé.

Certes, les méthodes et les techniques utilisées en France ne diffèrent pas, scientifiquement, de celles qu'on utilise chez les frères Mayo. Mais ce qui n'existe pas dans nos installations, c'est le groupement étroit de ces méthodes, c'est leur emploi systématique et pour ainsi dire « en série ». Lorsque nous avons besoin d'une épreuve de rayons X, nous adressons notre malade à un radiographe ; puis, si une analyse s'impose, c'est à un chimiste, à un bactériologiste qu'il faut avoir recours ; et tout cela ne va pas sans complications, coups de téléphone, allées et venues, et surtout perte de temps.

Et cette dernière considération est, pour des Américains, de première importance. Si nos amis viennent après la guerre s'instruire dans nos Universités comme ils en manifestent déjà l'intention, il faudra nous garder de les décourager en les obligeant à des déplacements inutiles ; il ne faudra pas leur demander d'être ici à neuf heures, là à dix, et à l'autre bout de la ville vers midi. Cela, ils ne le comprendraient pas, et il faut bien convenir qu'ils n'auraient pas tout à fait tort.

Les membres de la dernière mission chirurgicale, envoyée par les Alliés en Amérique, et dans laquelle M. Pierre Duval représentait la France, ont reconnu la nécessité de grouper toutes les branches de l'enseignement chirurgical, de créer des Instituts où les élèves trouveraient réunis tous les éléments nécessaires à leur apprentassage technique. Il est très difficile aujourd'hui, dans beaucoup de villes, de profiter des richesses de toutes sortes qu'offrent nos hôpitaux, nos écoles, et nos laboratoires, parce que ces richesses sont éparpillées. Quelle simplication, et quelle utilisation supérieure, le jour où des groupements logiques seront réalisés !

Mais ce n'est pas tout. Nous-mêmes avons avantage, pour des raisons d'ordre purement scientifique, à adopter ces nouvelles méthodes. La chirurgie n'est plus un art isolé, qui recourt incidemment et accessoirement aux ressources de la physique, de la chimie, de la biologie... On ne peut plus, aujourd'hui, la sé-

parer de toutes ces sciences, et l'ensemble des investigations et des actes opératoires doit former un tout
indissoluble. En ce qui concerne l'enseignement, il
est certain que l'étude isolée de la radiographie, par
exemple, risquerait fort d'être stérile pour un chirurgien ; tandis qu'elle devient singulièrement fruc-
tueuse lorsqu'elle est envisagée, dans chaque cas
particulier, comme un des « temps » de l'examen
complet. Voir le malade à son arrivée, et le suivre
dans les examens successifs auxquels il est soumis,
voilà la méthode vraiment instructive et féconde.

On conçoit donc l'intérêt qu'il y aurait à rappro-
cher les divers enseignements que nécessite l'apprentissage de la chirurgie, et à créer entre eux une sorte de
liaison. J'ai dit ailleurs comment je comprenais, dans
l'intérêt des opérés, la réorganisation des services après
la guerre. A l'égard des étudiants, les avantages seront identiques. Un professeur de chirurgie, après
avoir exposé à ses élèves un tableau clinique, pourra
demander un contrôle immédiat, ou un complément d'examen, aux spécialistes qui seront ses collaborateurs directs. Ainsi, les démonstrations devien-
dront singulièrement plus vivantes ; et les études,
moins théoriques, prenant pour objet des faits qui se
dérouleront dans un ordre logique sous les yeux des
assistants, auront infiniment plus d'attrait.

Un effort de décentralisation scientifique paraît, en
second lieu, s'imposer, si nous voulons utiliser au
maximum les ressources du pays.

Il ne s'agit pas, bien entendu, de diminuer les légitimes prérogatives de Paris, qui exercera toujours,

pour notre grand honneur national, une attraction puissante sur les étrangers, et aussi sur tous nos compatriotes. Il s'agit seulement de ne pas laisser perdre les précieux éléments de travail que recèle la province. On a des regrets à constater que, tandis que les services parisiens sont encombrés, et parfois inabordables, de grandes richesses cliniques et scientifiques restent à peu près inemployées dans certaines autres villes.

Il faut souhaiter que des initiatives officielles ou privées permettent l'exploitation de ces ressources trop négligées jusqu'ici. Ce ne sont pas les bonnes volontés qui manquent, mais seulement l'esprit d'organisation. Il suffirait de doter des villes comme Bordeaux, Rouen, Marseille, Grenoble, d'installations chirurgicales véritablement modernes, pour en faire de très beaux centres scientifiques, et éviter par suite l'encombrement de Paris. La France est le seul pays au monde où l'enseignement de notre art soit aussi étroitement accaparé. Cet état de choses a montré trop évidemment ses dangers pendant la guerre pour que l'on n'ait pas le souci de le modifier aujourd'hui.

Un avantage de la multiplicité des centres d'instruction sera, au point de vue particulier qui nous occupe, la possibilité de répartir utilement les visiteurs étrangers dans nos hôpitaux.

Ces étrangers, pour la plupart, ne seront pas des étudiants, mais des docteurs qui, ayant terminé leur scolarité officielle, désireront parachever leur éducation chirurgicale. C'est dire qu'il y aura intérêt pour nous à modifier, quand nous nous adresserons à eux, l'esprit de notre enseignement. Il est d'ailleurs probable que, même en dehors de cette préoccupation particulière, nos tendances générales auront été transformées par la guerre. Les durs événements de ces quatre dernières années ont développé en France le sens pratique, nous ont rapprochés des réalités. Il est impossible que ces aspirations générales n'aboutissent pas à quelques réformes ou tout au moins à quelques nouvelles conceptions.

On aime à croire que les concours et les études seront moins qu'autrefois soumis à l'esprit scolastique, laisseront par exemple moins de place aux formules toutes faites et aux questions de bibliographie. Cela ne signifie nullement que l'enseignement ne sera plus savant et devra se borner à un apprentissage terre-à-terre. Non pas ! il sera nécessaire, au contraire, qu'il embrasse une infinie quantité de matières, qu'il se préoccupe de toutes les acquisitions scientifiques dont les progrès de la chirurgie sont étroitement dépendants. Mais ces connaissances étendues seront des connaissances directement utiles, et que l'on n'acquerra que parce qu'elles sont nécessaires à l'intelligence des problèmes que pose tous les jours la clinique. Plus de vain étalage de noms propres, de mots creux, et de clichés ; plus — si la chose est possible, mais on arrive à en douter — d'explications ou de théories puériles sur la « vertu dormitive de l'opium ». Des exposés substantiels, des faits bien observés et bien groupés, des démonstrations directes. Car n'oublions pas qu'il s'agira ici de perfectionnements pratiques à réaliser chez des hommes d'action, dont le temps sera limité, qui auront, en accomplissant un stage, des buts précis, et dont au surplus la culture générale pourra être préalablement considérée comme suffisante. Il ne faut pas, de toute évidence, qu'un Américain venant en

France pour étudier la chirurgie abdominale, risque d'entendre des cours sur la laparotomie à travers les âges ; mais il sera bon que les chirurgiens dont il sera l'hôte soient capables de lui apprendre eux-mêmes, et en peu de temps, non seulement leurs techniques opératoires, mais aussi toutes les choses si complexes qui touchent au côté pratique du métier.

.•.

L'arrivée des Américains dans nos services posera une question qu'il serait utile de résoudre dès à présent. On n'apprend pas la chirurgie en regardant opérer, mais en prenant directement part aux opérations. Et peut-être est-il nécessaire de rassurer quelques-uns de nos compatriotes, inquiets de voir qu'un certain nombre de places seront occupées par les nouveau-venus.

Certains proposent, pour faire tomber toute objection, de n'accepter les élèves étrangers qu'en surnombre. Par exemple, nos hôpitaux les accueilleraient comme internes, sous la responsabilité des chefs de service qui jugeraient de leurs capacités ; mais leur présence ne diminuerait en rien le nombre de places d'internes vacantes tous les ans.

Il me semble qu'il y aurait mieux à faire encore, et qu'il serait possible, après entente entre les deux pays, de procéder par échanges : Une ville française mettrait à la disposition de l'Amérique tant de places dans ses hôpitaux ; et, par contre, cette même ville aurait le droit d'envoyer un nombre égal d'internes ou de jeunes docteurs dans les services américains. Tous les droits seraient ainsi sauvegardés de la façon la plus stricte.

Mais ce sont là des questions fort accessoires, et qui seront spontanément réglées par la bonne volonté et l'affection mutuelle qui existe entre les Etats-Unis et la France. Le grand point, c'est notre organisation matérielle. Si nous avons une conception large de nos intérêts, si nous comprenons les exigences nouvelles de la science et de l'enseignement, nous pouvons être assurés que notre pays jouera un rôle prépondérant dans l'évolution de la chirurgie mondiale.

Tout semble indiquer que les plus grands espoirs sont permis à ce sujet. La mentalité publique a été transformée par la guerre ; nous sommes maintenant capables de voir grand et de voir loin, et de rompre avec toutes les routines. Nous pouvons, surtout, avoir confiance en nous-mêmes : C'était là tout ce qui nous faisait défaut jusqu'ici, tout ce qui nous empêchait d'affirmer, en face de nos ennemis d'Outre-Rhin, la supériorité réelle de la France.

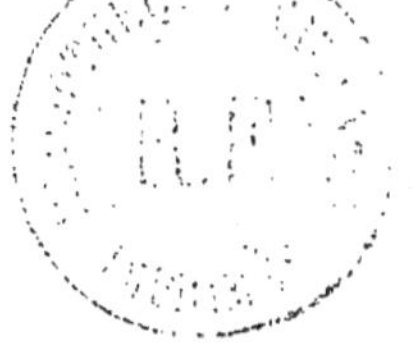

FIN

TABLE DES MATIÈRES

9 782014 038019